Vorwort

Düfte und unsere Erinnerung daran begleiten uns durchs ganze Leben. Sie sind die erste Botschaft von Lebewesen zu Lebewesen, nämlich von Mutter zu Kind, bevor noch der erste Blickkontakt möglich ist.
Heutzutage werden wir vielfach mit Duftstoffen konfrontiert, im positiven wie im negativen Sinn. Das Wissen um die ätherischen Öle ermöglicht uns, sie zu unserem Nutzen zu verwenden oder deren manipulierenden Einflüssen kritischer zu begegnen. Wir können mit den Ölen zum Beispiel unsere innere Balance wieder herstellen, bzw. sie aufrecht erhalten, um so Alltagsprobleme leichter zu bewältigen, eine positivere Lebenseinstellung entwickeln oder unsere Selbstheilungskräfte mobilisieren.
Die Aromatherapie stellt gleichermaßen - als Teil der Phytotherapie - eine Brücke zwischen der modernen Medizin und der traditionellen Naturheilkunde dar. Es gibt drei als Naturarzneimittel zugelassene ätherische Öle, deren gesundheitliche Wirkung vom Gesetzgeber akzeptiert wird. Das sind Pfefferminz-, Eukalyptus- und Kiefernnadelöl. Die Verwendung ätherischer Öle ist Teil einer Ganzheitsmedizin, ersetzt nicht den Arztbesuch, die Rücksprache mit einem erfahrenen Aromatherapeuten, bzw. die Teilnahme an vertiefenden Seminaren. Nur bei fachkundiger Anwendung kann sich der gewünschte Erfolg einstellen und Schaden vermieden werden. Therapeutisch verordnete Rezepturen werden auch in Apotheken unter hygienischen Bedingungen und von dafür ausgebildetem Personal hergestellt.

Dieses Buch entstand als kleiner Leitfaden und Überblick für Ihre Entdeckungsreise durch die Wunderwelt der Düfte und soll als Anregung zur praktischen Anwendung im eigenen Lebensbereich dienen.
Die Wirkung der einzelnen Öle ist nur aufgelistet, genaue Rezepturangaben würden den Rahmen des Buches sprengen. Die bei den Rezepten verwendeten Tropfenmengen sind Durchschnittswerte. Sie müssen individuell - je nach eigener Situation - variiert werden.
Das angegebene Herstellungsverfahren des jeweiligen Öls stellt das optimale dar, nicht das einzige.
Ätherische Öle sind ein kostbares Geschenk der Natur an uns. Wenn wir achtsam und respektvoll damit umgehen, werden wir Wertvolles für unser Wohlbefinden und unsere Gesundheit erhalten.
Dieses Buch ist all jenen gewidmet, die sich ein wenig lebendige Natur ins Wohnzimmer holen möchten oder ihrem Körper eine wirklich natürliche Pflege gönnen wollen. In diesem Sinne wünschen wir Ihnen viel Freude auf Ihrer Entdeckungsreise durch die Welt der Düfte!

Danksagung

An dieser Stelle möchten wir sehr herzlich der Firma Primavera- Life GmbH, BRD, danken für ihre umfangreichen fachlichen Auskünfte über Herstellung, Qualitätsunterschiede und Kontrollmöglichkeiten ätherischer Öle sowie für eine Menge weiterer Hintergrundinformationen. An die Firma Aromatao, BRD, geht unser Dank für zur Verfügung gestelltes Bildmaterial. Ebenso bedanken wir uns herzlich bei Daniela Neusser und Christine Tisch für die nötige vorbereitende Datenrecherche. Ein besonderer Dank gilt Eva M. Diller für ihre engagierte, fachkundige und umsichtige Buchkorrektur.

Was sind ätherische Öle?

Ätherische Öle sind Duftstoffe, die in Form winziger Öltröpfchen in den verschiedenen Pflanzenteilen, wie in Wurzeln, Blättern, Blüten, Früchten, Schalen, etc. in unterschiedlicher Menge eingelagert sind. Sie dienen der Pflanze zur Sicherung des eigenen Fortbestandes durch Anlockung von Insekten, zur Abwehr von Mikroorganismen wie von Pilzen oder Bakterien und zur Kontaktaufnahme mit der Umwelt. Sie spielen außerdem eine Rolle im Pflanzenstoffwechsel – ähnlich den Aufgaben der menschlichen Hormone. Außerdem enthalten sie die für die jeweilige Pflanze charakteristischen Merkmale und können somit als die Essenz, die Seele der Pflanze gesehen werden. Die Bedeutung der ätherischen Öle für uns Menschen besteht auch noch darin, dass diese Substanzen uns „eine Brücke zum Licht" schlagen. Denn die Pflanze vermittelt uns das durch Photosynthese in Nahrungsenergie verwandelte Sonnenlicht sozusagen als „kosmische Energie".
Chemisch gesehen bestehen ätherische Öle aus bis zu 500 verschiedenen Bestandteilen, hauptsächlich aus Alkoholen, Estern, Phenolen, Terpenen, Aldehyden und Ketonen, in einer einzigartigen Kombination im jeweiligen Öl angeordnet.

Geschichte der ätherischen Öle

Seit Menschengedenken werden gute Düfte zum Heilen, für Wohlbefinden und sinnliche Stunden, zur Körperpflege und für religiös- rituelle Zeremonien verwendet. Ayurveda und Kosmetik in Indien, Mumifizieren im alten Ägypten, das Räuchern in China, das Delphische Orakel in Griechenland, Salbungen von Königen und Eingeweihten bezeugen dies.
Im 12. Jahrhundert wurde das Wissen um die Heilkunde mit ätherischen Ölen von den Arabern nach Spanien und Südfrankreich gebracht und erfuhr dort in den Klöstern höchste Anerkennung. Im Mittelalter gab es bereits die ersten Parfümerien.
Heutzutage steht uns erneut ein großes Angebot an wunderbaren reinen Düften und Aromen zur Verfügung. Dem gegenüber möchte eine verführerische Werbung aus der Nahrungsmittel-, Kosmetik- und Parfumindustrie uns zum Kauf synthetischer, „naturidentisch" aromatisierter Produkte verlocken, uns Kunden im wahrsten Sinne an der „Nase herumführen". Während in vergangenen Zeiten das Wissen über ätherische Öle vor allem eine „Erfahrungswissenschaft" war, versucht man heute die Wirkung der Öle mit unseren modernen wissenschaftlichen Methoden, zum Beispiel mit dem Elektroenzephalogramm (EEG), nachzuweisen.

Eigenschaften der ätherischen Öle

Ätherische Öle sind hochprozentige Konzentrate, die nie unverdünnt verwendet werden sollen, bis auf wenige Ausnahmen wie Lavendel, Minze, Rosengeranie, Sandelholz. Alle übrigen können – pur verwendet - zu Reizungen der Haut und Schleimhäute bis hin zu Verätzungen führen.
Daher: Bitte vor Kindern ätherische Öle verschlossen und an sicheren Orten aufbewahren! Wie schon der Name „ätherisch" sagt (griechisch „Aiter" = über den Wolken, der Himmel), sind die Öle leicht flüchtig. Die beste Haltbarkeit ist in dunklen Fläschchen an

lichtgeschützten Orten garantiert. Es ist ratsam, nach Gebrauch eines Öles das Fläschchen wieder rasch zu schließen. Zitrusöle sind relativ kurz, ca. 1-1/2 Jahre haltbar. Zudem können sie zu Allergien und unter Sonneneinstrahlung zu Lichtflecken führen. Bei Selbstherstellung sollten immer nur kleine Mengen von Salben, Massageölen etc. im Voraus hergestellt werden, da deren Haltbarkeit sehr begrenzt ist. Die beste Lagerung von ätherischen Ölen ist bei kühler Zimmertemperatur (ca. 19 °C). Vom Lagern im Kühlschrank ist abzuraten, da sie dabei mehr Sauerstoff ziehen und unter Umständen noch rascher oxidieren. Gealterte ätherische Öle stellen bei der Raumbeduftung keinerlei Gefahren dar. Es entstehen dabei durch Oxidation sogenannte Peroxide, die nur bei Hautkontakt riskant sind, weil sie Hautreaktionen auslösen können. Eine wichtige Vorsichtsmaßnahme bei der eigenen Herstellung von kosmetischen Produkten wie Cremes oder Massageölen ist der sogenannte Armbeugetest, der auf eventuelle Hautreaktionen aufmerksam macht. Siehe Kapitel „Praktische Anwendung".

Ätherische Öle sind mit Wasser nur mischbar in Verbindung mit einem Emulgator. Dazu gehören fette Basisöle, Milch, Honig, Sahne, Sauerrahm oder Flüssigseife. Ätherische Öle haben eine unterschiedliche Konsistenz, nämlich fest, zäh oder flüssig und zum Teil durch die Inhaltsstoffe auch eine Eigenfarbe. Kamillenöl ist zum Beispiel blau. In feuchter Luft ist die Duftwirkung intensiver. Je geringer die Konzentration, umso größer ist die psychische Wirkung; je höher die Konzentration, desto stärker die körperliche Wirkung. Genaueres darüber siehe bei „Dosierung". Manche Öle wirken desinfizierend, virenhemmend oder pilztötend wie zum Beispiel Eukalyptus. Andere wiederum haben eine hormonähnliche Wirkung wie Muskatellersalbei, Salbei oder Rosengeranie, beziehungsweise regen die Drüsentätigkeit beim Menschen an. Fenchel etwa fördert die Milchbildung, Grapefruit die Verdauungssäfte. Ätherische Öle durchdringen die Hautschranke und reißen damit auch eventuell vorhandene Lösungsmittel und Konservierungsstoffe mit ins Körperinnere. Wählen Sie deshalb qualitativ gute Basisprodukte, möglichst Kaltgepresste, nicht konservierte fette Öle, etc. Die Verwendung ätherischer Öle ist mit anderen üblichen Therapieformen gut kombinierbar. Vorsicht ist nur bei der Homöopathie geboten. Hier kann es durch die ätherischen Öle zur Aufhebung der homöopathischen Wirkung kommen; nach unseren Erfahrungen aber erst in Verbindung mit höheren Potenzen (ab D12). Zwischen D6 und D12 kann es durch ätherische Öle sogar zu verstärkender Wirkung kommen, zum Beispiel bei Chakrasalben. Wichtig: Entgegen der landläufigen Meinung etlicher Heilpraktiker ist die störende Wirkung der Aromatherapie auf die Homöopathie weitestgehend vermeidbar, wenn zwischen den beiden Therapieanwendungen mindestens 30 Minuten Zeitabstand gelassen wird. Dies jedenfalls ist die Auffassung der Royal Homöopathic Society von London, die beide Anwendungen häufig kombiniert zulässt. Allerdings sind körperlich stark wirkende Öle, wie zum Beispiel Chamomilla matricaria, Eukalyptus, Kampfer, Minze oder Thymian mögliche Gegenmittel zu allen Homöopathika, die ja vor allem auf feinstofflicher Ebene wirken. Säuglinge und Kinder haben einen ausgeprägteren, sensibleren Geruchssinn als Erwachsene. Sie benötigen eine wesentlich geringere Konzentration von Ölen in Mischungen oder in der Duftlampe. Die innerliche Einnahme ist für Kinder nur sehr eingeschränkt geeignet und sollte nur in Zusammenarbeit mit einem erfahrenen Therapeuten durchgeführt werden.„Stechend" riechende Öle wie Kampfer oder Thymian sind ebenfalls ungeeignet. Als grobe Richtlinie kann für Kinder etwa die Hälfte der Erwachsenendosis gelten. Für Kleinkinder eignet sich eine Vierteldosis der für Erwachsene und für Babys nur ein Achtel. Für Kinder sind besonders Blütendüfte geeignet, milde Zitrusdüfte und Hölzer, zum Beispiel Rose, Lavendel, Mandarine, Honig, Orange, Bergamotte, Rosengeranie, Latschenkiefer, Kamille, Schafgarbe oder Vanille. Manche Öle sind in der Schwangerschaft riskant. Dazu zählen Nelke, Rosmarin oder Wachholder, wobei hierfür die Ansichten der Therapeuten auseinander gehen. Verwenden Sie nicht über einen längeren Zeitraum hinweg das gleiche Öl, beziehungsweise die gleiche Mischung, da durch einen eventuell eintretenden Gewöhnungseffekt die optimale Wirkung nicht mehr gegeben ist.

Gewinnung der ätherischen Öle

1. Wasserdampfdestillation
Sie ist die häufigste Herstellungsmethode für qualitativ gute Öle. Die Pflanzenteile kommen auf ein Gitter, unter dem sich ein beheizbarer Wasserbehälter befindet. Der durch Hitze entwickelte aufsteigende Wasserdampf löst die ätherischen Öle aus der Pflanze und reißt sie nach oben. Nach der Kondensation in einer Kühlschlange kann man das so gewonnene ätherische Öl vom Wasser trennen. Es vermischt sich nicht mit Wasser, da es schwerer oder leichter ist.

2. Pressung der Zitrusfruchtschalen, Zentrifugieren und Filtrieren.
Die Früchte werden mit Wasser besprüht und gewaschen. Anschließend zerquetscht man sie mit einem speziellen Pressstößel. Das ätherische Öl und der Saft werden dann durch Zentrifugieren getrennt.

3. Extraktion durch Lösungsmittel
Bevorzugt mit Alkohol oder einem Gemisch von Wasser und Alkohol werden Extrakte aus Honig, Tonka oder Vanille gewonnen. Das Lösungsmittel muss am Ende des Verfahrens abfiltriert und entfernt werden.
Auch chemische Mittel wie Hexan können das ätherische Öl aus Pflanzen herausziehen. Dieses Verfahren wird bei intensiven Blütendüften wie Jasmin, Frangipani, etc. gewählt, da man durch die niedrigeren Temperaturen deren Inhaltsstoffe schont. Durch die anschließende Verdampfung des Hexans gewinnt man das ätherische Öl, das sogenannte Absolue. Lösungsmittelrückstände werden von seriösen Hersteller- bzw. Lieferfirmen durch Gaschromatographie oder Massenspektralanalyse kontrolliert.
4. Synthetische Herstellung
Seit etwa 1930 kann man ätherische Öle auch synthetisch aus Erdölausgangsprodukten herstellen. Die meisten Parfums heutzutage sind synthetisch oder enthalten nur geringe Anteile von reinen ätherischen Ölen. Grüner Apfel, Apfelblüte, Flieder, Fresie, Geißblatt, Lindenblüte, Lotus, Maiglöckchen, Mandelblüte, Passionsblüte, Pfirsich oder Veilchenblüte sind zum Beispiel als reine ätherische Öle gar nicht erhältlich. Sie sind nämlich in der Pflanze an Enzyme gebunden und würden an der Luft oxidieren. Diese Düfte werden für den Handel ausschließlich synthetisch hergestellt.

5. Naturidentische Duftstoffe

Apotheken bieten oft sogenannte „pharmazeutische Qualität" ätherischer Öle an. Bezeichnungen wie „nach DAB" oder „Arzneibuchqualität" liest man häufig. Im deutschen Arzneibuch sind nur knapp 30 ätherische Öle erfasst. Die Kompaktbeschreibung der Wirkstoffe (Monografien) ermöglicht leider heutzutage, dass diese Duftwirkstoffe auch - einzeln nachgebaut und zu Duftölen kombiniert- als natürlich gelten und dem Arzneistandart entsprechen. Ein Beispiel hierfür ist das „Japanische Heilpflanzenöl". Grundsätzlich sind Öle nach „Arzneibuch" so gut wie immer nachbehandelt und haben deshalb nicht mehr die komplexe, wertvolle Wirkstoffzusammensetzung der reinen, unverfälschten ätherischen Öle.

6. Enfleurage

Die Blüten, zum Beispiel der Tuberose, werden mehrmals hintereinander auf eine Fettgrundlage (Schweinefett, Paraffin)gelegt. Das Fett zieht das ätherische Öl aus dem Pflanzenmaterial. Durch Versetzen mit Alkohol kann man anschließend das ätherische Öl aus dem Fett extrahieren. Diese Methode wird heutzutage allerdings nur noch sehr selten angewendet.

Qualitätsunterschiede

Hochwertige Qualität ätherischer Öle hängt von verschiedenen Faktoren ab:

1. Standort und botanische Zuordnung

Es gibt sogenannte „historische Anbaugebiete", in denen bestimmte Pflanzen, bedingt durch spezifische Boden- und Klimabeschaffenheiten, optimal gedeihen können. Die Duftpflanzen entwickeln dann ein besonders feines, intensives Aroma und gewährleisten eine dementsprechend größere Heilwirkung. Beispiele hierfür sind der Lavendel aus der „Haute Provence" Frankreichs, Orangenblüten von der Küste Siziliens oder aus Marokko, Rose aus Bulgarien, Marokko und der Türkei, Sandelholz aus Mysore, Zeder aus dem Libanon oder dem Atlasgebirge.

Der wilde Lavendel aus dem Hochland hat eine andere Wirkstoffzusammensetzung als die hybride Lavendelpflanze für das Lavandinöl.

Ebenso unterscheiden sich die Rosenarten aus den verschiedenen Anbaugebieten in ihrer Duftqualität.

Aus Preisgründen werden auch billigere Qualitäten angeboten, wie die Zeder aus Amerika (Virginia).

Die genaue Angabe der Pflanzenart ist wichtig, da es unter den Pflanzen auch „aggressive" Sorten gibt, die sich - wie zum Beispiel die Poleiminze - nicht für die Therapie eignen.

Einzelne Pflanzen der gleichen Gattung unterscheiden sich zum Teil in ihrer Wirkungsweise: Kamille römisch eignet sich für psychische Belange, Kamille blau mehr für die körperliche Behandlung.

2. Anbauweise

Im naturgemäßen Anbau werden Pflanzen durch Samen generativ vermehrt. Jede wild wachsende Pflanze unterscheidet sich von ihrer Nachbarpflanze geringfügig, jede hat ihre eigene Persönlichkeit. Das Öl wildwachsender Pflanzen ist voller und intensiver als das von Pflanzen aus Monokulturen. Diese sind genetisch einheitlich: Eine Pflanze riecht wie die andere, ihr Öl ist „flacher" und entwickelt weniger Heilstoffe. Obendrein werden häufig giftige Schädlingsbekämpfungsmittel und Fungizide, bei Zitrusfrüchten jährlich mehrmals Spritzmittel eingesetzt. Sie gelangen als Rückstände in die ätherischen Öle und damit in den Körperkreislauf. Aromapflanzenanbau neben viel befahrenen Straßen ist ebenso schadstoffgefährdet, die Qualität der Öle entsprechend verringert. Bei Sammlung aus Wildwuchs ist zu beachten, dass durch die Ernte an der Natur kein Raubbau begangen wird.

3. Gewinnungsverfahren

Für optimale Qualität ätherischer Öle ist schonende Sammlung und behutsame Ernte unumgänglich. Man muss mit dem Lebensrhythmus der Pflanzen vertraut sein. Jasmin wird zum Beispiel am besten vor Sonnenaufgang gepflückt, Tuberose nachts, Lavendel in der Mittagshitze …, da diese Pflanzen zu diesem Zeitpunkt ein Maximum an Duftstoffen enthalten. Die Art und Dauer der Lagerung des Pflanzenmaterials vor der Destillation, die Destillationszeit, der Druck und die Temperatur dabei, die entsprechende Entlüftungszeit anschließend sind von wesentlicher Bedeutung für die Ölqualität. Hierfür sind fundierte Kenntnisse, Erfahrung und Fingerspitzengefühl nötig, um möglichst viele Wirkstoffe im ätherischen Öl zu bewahren.

Nicht immer sind Gewinnung und Herstellung ätherischer Öle seriös. Feine Blütenöle wie etwa Rose oder Jasmin streckt man häufig mit fetten Ölen, ohne Hinweis auf diese „Verdünnung". Offiziell kostbare Düfte werden aus preisgünstigerem Pflanzenmaterial hergestellt, so zum Beispiel Rose aus Palmarosa oder Melisse aus Citronella. Zur Mandarine wird die billigere Orange gemischt, was im Duft kaum zu erkennen ist. Entspricht der Citralgehalt in Zitrusölen – er schwankt je nach alljährlichen Klimabedingungen – nicht den konstanten Vorgaben des Deutschen Arzneibuches (DAB), so wird nachträglich Citral hinzugefügt.

All diese Einflüsse und Manipulationen verändern das „Gesamtwirkungsmuster" des ätherischen Öls und beeinflussen auch die „Schwingungsqualität" auf feinstofflicher Ebene. Synthetisch hergestellte Öle haben gar keine „Lebenskraft".

Noch etwas: In der Natur gibt es von der gleichen Pflanzenart im gleichen Anbaugebiet, je nach den jeweiligen Klimabedingungen, kleine Duftunterschiede. Das Öl jeder neuen Ernte kann etwas anders riechen.

Qualitativ hochwertige ätherische Öle sind rar und zum Teil teuer. Folgende Angaben sprechen für sich:
Für 1l Orangenblütenöl werden 1500 kg von Hand gesammelte Blüten benötigt.
Für 1l Jasminöl braucht man 8 Millionen Blüten.
30 Rosenblüten ergeben 1 Tropfen Rosenöl, 4.000 bis 5.000 kg handgepflückte Blüten 1 l ätherisches Öl.
Die jährliche Latschenkiefernölproduktion Österreichs beträgt mehrere Tonnen. Nur ein Bruchteil davon ist reine Qualität.
Kein Wunder, dass nicht jedes auf dem Markt angebotene Öl ohne weiteres von hoch-

wertiger Qualität sein kann. Die teuren Öle werden auch so geschickt nachgeahmt, dass selbst ein Fachmann mitunter die Fälschung nicht wahrnimmt.
Durch aufwendige, kostspielige Methoden, wie zum Beispiel die Gaschromatographie, die Massenspektralanalyse und die Rückstandsanalyse, kann man die ätherischen Öle in ihre Bestandteile zerlegen und dies in einem Bild sichtbar machen. Damit werden synthetische von natürlichen Ölen unterschieden und chemische Rückstände nachgewiesen. Nur wenige Firmen führen solche Kontrollen durch, bzw. halten sich an vertrauenswürdige Qualitätsrichtlinien.

Der Kauf von Ölen ist daher Vertrauenssache. Achten Sie auf die Volldeklaration des ätherischen Öls auf dem Flaschenetikett. Dazu gehören u.a. folgende Angaben : Deutscher Pflanzenname, lateinischer Pflanzenname, Angabe des Pflanzenteils, Gewinnungsverfahren, Ursprungsland, Füllmenge, Qualitätsangaben (Demeter zertifizierte Bioqualität, kontrolliert biologischer Anbau, Wildsammlung, konventioneller Anbau, Rückstandskontrolle), Chargennummer und Angabe der EG-Bio-Kontrollstelle.

Wirkungsweise der Öle

1. Über den Geruchssinn (durch Raumbeduftung)
Nicht nur im Tierreich, sondern auch bei uns Menschen spielt der Geruchssinn eine wichtige Rolle – speziell in der zwischenmenschlichen Beziehung. Auch wir senden Duftstoffe aus; so erkennen zum Beispiel gestillte Babys ihre Mutter am Duft aus den Achseldrüsen.
Der Geruchssinn ist das älteste Sinnesorgan des Menschen. Er ist beim Neugeborenen und beim Kind noch sehr ausgeprägt und lässt dann im Erwachsenenalter allmählich nach, obwohl wir ständig Gerüchen ausgesetzt sind. Wir können allerdings die Riechfähigkeit durch Training wieder gewinnen.
Unser Riechorgan liegt in der Kuppel der Nasenhöhle, nur durch das Siebbein von der Außenwelt getrennt. Das ist ein dünner Knochen mit zahlreichen kleinen Öffnungen, gleich einem Sieb.
Die Riechschleimhaut umfasst beidseitig eine Fläche von ungefähr 1 cm^2 und verfügt über durchschnittlich 30 Millionen Nervenzellen. Jede Nervenzelle verfügt über 6 -8 Flimmerhärchen, welche als Fühler für Duftinformation dienen und auf jedes in der Luft vorhandene Duftmolekül reagieren.
2 Milliardstel Gramm Vanille in 1 cm^3 Luft beispielsweise werden von unserem Geruchssinn schon wahrgenommen.

Von der Nervenzelle in der Riechschleimhaut gelangt die Duftinformation nach einer „Codierung" auf direktem Weg über den Riechkolben ins Gehirn bis zum Bereich des Stamms. Das Stammhirn ist entwicklungsgeschichtlich der älteste Hirnanteil. Dort befindet sich das sogenannte Limbische System, die Steuerungszentrale für Gefühle und Befindlichkeiten, das Erinnerungsvermögen, die Sexualität, etc. Weiter werden von dort alle vegetativen Funktionen (Kreislauf, Verdauung, Atmung, Temperaturregulation) geregelt. Außerdem besteht eine unmittelbare Verbindung zur Hirnanhangsdrüse, welche die Hormonausschüttung steuert. Noch bevor wir durch unser logisches Denken (im Großhirn) begreifen, was passiert, haben die Duftreize bereits in den tiefer liegenden Gehirnschichten die Freisetzung verschiedener Neurochemikalien - Endorphin,

Encephalin, Serotonin, Adrenalin, Noradrenalin – angeregt. Diese lösen sofort eine komplexe Kettenreaktion in uns aus. So erhalten wir zum Beispiel ganz subtil beruhigende, erotisierende, anregende Impulse in Bruchteilen von Sekunden, die ohne unser bewusstes Zutun auf unser Wesen wirken. Dann erst setzt die „körperliche Wirkung" ein. EEG-Untersuchungen und Forschungsarbeiten haben spezielle Wirkungen der ätherischen Öle bereits wissenschaftlich bestätigt.

Beruhigende Öle wie Melisse oder Lavendel, bzw. „meditative" Öle wie etwa Weihrauch bewirken eine Verlangsamung der Hirnwellentätigkeit; Zitrusöle hingegen eine Beschleunigung.

Manche Öle haben hormonähnliche Wirkung: Vetiver wirkt östrogenähnlich, Sandelholz testosteronähnlich.

Die Wirkung der Öle hält länger an als deren bewusste Geruchswahrnehmung, da der Geruchssinn schon nach etwa 15 Minuten ermüdet.

2. Über den Hautkontakt durch Bäder, Massagen

Unsere Haut ist lipophil, das heißt fettbindend. Da die ätherischen Öle ein kleines Molekulargewicht haben, können sie die Hautschranke leicht passieren. So gelangen sie dann ins Bindegewebe, in die Lymphbahn, die Muskulatur und in den Blutkreislauf, bis hin zu den einzelnen Organen, zu denen sie einen Bezug haben. Bereits nach 10-minütiger Einwirkungszeit sind ätherische Öle im Körperblutkreislauf nachweisbar. Diese Tatsache erklärt, warum zum Beispiel das Einmassieren bestimmter Öle auf den Unterbauch bei Menstruationsbeschwerden krampflösend wirkt, außer der reflektorischen Wirkung bestimmter Hautsegmente.

3. Über die Einatmung durch Inhalieren

Beim Inhalieren gelangen die ätherischen Öle in die Bronchien, Bronchiolen und Alveolen der Lunge, dann in die zahlreichen dort vorhandenen Blutkapillaren, in den Körperkreislauf und wiederum in die entsprechenden Organe.

4. Über die Einnahme

Laien sollten ätherische Öle keinesfalls ohne Beratung durch einen erfahrenen Aromatherapeuten einnehmen. Ätherische Öle sind nämlich hochkonzentrierte Substanzen, was aus einem von Jean Valnet beschriebenen Beispiel hervorgeht: Ein Tropfen Salbeiöl entspricht 42 l Salbeitee.

Nach der Einnahme des ätherischen Öls erfolgt dessen Weitertransport vom Mund aus in den Magen und Dünndarm wie bei der Nahrung. Dort geschieht die teilweise Aufnahme (Resorption) durch die Darmzotten und damit die Weiterleitung über den Körperkreislauf zu den Organen. Der Rest gelangt in den Dickdarm und wird wieder ausgeschieden. Die Ausscheidung ätherischer Öle erfolgt ebenso über Haut, Lunge und Nieren.

Vom Mund aus besteht eine Querverbindung zur Nase, also zum Geruchssinn, was wiederum eine unter 1. beschriebene Wirkung zur Folge hat.

Da die Zusammensetzung und Wirkung der ätherischen Öle sehr komplex ist, gibt es noch eine Menge offener Fragen darüber und noch jede Menge notwendige wissenschaftliche Untersuchungen.

Einteilung der ätherischen Öle

A) Nach dem Prinzip der „Dreiheit"
In alten Zeiten wusste man schon um das entscheidende Zusammenspiel zwischen Körper, Seele und Geist. Die Alchemisten der alten Kulturen in Ägypten, China oder Indien sahen darin eine wichtige Grundlage für Diagnose und Behandlung. Um ätherische Öle richtig mischen und anwenden zu können, ist es deshalb auch für uns von Bedeutung, den Zusammenhang von Körper, Seele und Geist zu verstehen.
Stark vereinfacht könnte man sagen:

Das Körperprinzip bedeutet Form, Festigkeit, Materie (wasserlösliche Salze)
Das Seelenprinzip steht für das Wesen, den Klang, die Farbe, die dynamische Energie (ätherisches Öl)
Das Geistprinzip gilt als der übergeordnete, alles vereinende Faktor, das Bewusstsein (Gäralkohol/ Weingeist)

Alle 3 Prinzipien sind in jedem Wesen in unterschiedlichen Proportionen vorhanden. Durch das Herausfinden der Schwerpunkte, der Ungleichgewichte, können Probleme effektiv angegangen und mit dem entsprechend fehlenden Prinzip ausgeglichen werden.

Die alchemistische Aufteilung der Pflanzen in die drei Prinzipien
Ziel der Alchemisten war es, erhöhte Heilkräfte aus den Pflanzen zu entwickeln. Ihr Grundsatz dafür hieß:„Solve et coagula et magisterium habebis", also:„Löse und verbinde (wieder) und du wirst ein Meisterwerk haben". Das heißt, aus den Pflanzen werden durch spezifische Vorgehensweisen die drei Prinzipien Seele, Geist, Körper (in dieser Reihenfolge) herausgelöst und danach wieder neu zusammengesetzt. Die heute noch aktuellen spagyrischen Heilmittel werden zum Beispiel nach dieser Methode hergestellt. Auf die Pflanzen bezogen, lässt sich das alchemistische Vorgehen, wie folgt, verstehen:

1. Das Seelenprinzip
Jede Pflanze unterscheidet sich bekanntlich von anderen Pflanzen durch ihr ureigenes, charakteristisches Wesen, ihre „Seele", in Form ihres Duftes. Aus einer Pflanze wird nun zuerst der „Charakter, das Wesen, das Seelenprinzip" gelöst, nämlich das ätherische Öl der Pflanze. Das geschieht meist durch Wasserdampfdestillation.

2. Das Geistprinzip
Lässt man dann die verbleibende „Flüssigkeit" – bestehend aus Wasser und Pflanzenrückständen – im Destillationsgefäß mehrere Wochen lang stehen, so kann man das nächste Prinzip „herauslösen", also abdestillieren: Der so durch Gärung entstandene Alkohol stellt das Geistprinzip dar. Dieser Alkohol entsteht bei jeder Pflanze und gilt als das „alles verbindende Prinzip" in Form des „Weingeistes".

3. Das Körperprinzip

Durch das vollständige Austrocknen der verbleibenden Rückstände in speziellen Öfen entsteht das „Materie-Prinzip, das Körperprinzip" in Form der Asche bzw. der wasserlöslichen Salze der jeweiligen Pflanze.

Diese Dreigliederung veranschaulicht den hohen Stellenwert der ätherischen Öle in der traditionellen Naturheilkunde. Düfte, dem Seelenprinzip zugeordnet, gelangen beim Riechen - unzensiert vom Großhirn- direkt ins Limbische System. Dieser älteste Gehirnteil steuert unsere Erinnerungen, Empfindungen und motorischen Funktionen. Deshalb empfiehlt es sich, vor jeder körperlichen Anwendung eines ätherischen Öls die persönliche seelische Akzeptanz des Duftes, des Seelenprinzipes, durch einen Schnupperest zu prüfen, um sich einer gewünschten körperlichen Wirkung sicher sein zu können. Sollte ein ätherisches Öl aus „psychischen Gründen" stark abgelehnt werden, so ist die erwartete körperliche Wirkung nicht mehr sicher. Jemand, der zum Beispiel Kamillenduft als höchst unangenehm empfindet, wird damit auch schwerlich eine – sonst übliche – krampflösende oder beruhigende Wirkung bei sich erzielen.

Die drei Prinzipien – Körper, Seele, Geist – bezogen auf ätherische Öle

In der traditionellen Naturheilkunde früher hatte man keine technischen Analyseapparaturen wie heutzutage. Vielmehr waren Beobachtungsgabe und Verständnis für Natur- und Lebensrhythmen gefragt und deshalb auch ausgeprägter. Sie hatten einen hohen Stellenwert im Alltag der Menschen: „Man lauschte den Nachrichten der lebenden und toten Welt."
Die Form - die Signatur- und der Lebensraum der Pflanzen wurden mit der zu erwartenden Wirkung in Bezug gebracht.
So gesehen lässt sich eine grundlegende Einteilung der drei Prinzipien „Körper, Seele, Geist", bezogen auf Pflanzen und deren ätherische Öle, veranschaulichen:

1. Der Stamm einer Pflanze ist fest, stabil, bietet Halt und erfüllt damit das Körperprinzip; ebenso die daraus gewonnenen Öle, zum Beispiel Sandelholz, Rosenholz oder Zeder.
2. Die Blüte ist kurzlebig, häufig zart, verletzbar und mit ihrem intensiven, nach außen wirkenden Duft dem Seelenprinzip zuzuordnen. Beispiele hierfür sind Rose, Lavendel oder Jasmin.
3. Die Frucht ist schließlich das Ergebnis eines Reifeprozesses im Sonnenlicht. Die Pflanze hat den Höhepunkt ihrer Lichtaufnahme erreicht. Traditionell ordnet man dieses Stadium dem Geistprinzip zu. Deshalb gehören alle Fruchtschalenöle, also Zitrusöle zum Geistprinzip.
Im Zwischenbereich der drei Prinzipien liegen dann noch Öle aus Blättern, Kraut oder Knospen der verschiedenen Heilpflanzen.
Entsprechend dieser Grundeinteilung lassen sich die verschiedenen ätherischen Öle oft einfach zuordnen. Die obige Veranschaulichung der unterschiedlichen Wirkungsweisen hat sich für den Anfänger als recht hilfreich erwiesen. Die unendliche Vielfalt an Pflanzenerscheinungen lässt natürlich nicht immer eine exakte Einteilung der Öle ohne fließende Übergänge von einem Prinzip in das andere zu.
Wer sich jedoch mit der Welt der Düfte intensiver beschäftigt, wird sehr bald intuitiv erkennen, welche „Schwingungsqualität" die verschiedenen Düfte für ihn haben.

Die Zuordnung der wichtigsten ätherischen Öle zu den Prinzipien:

1. Körperprinzip
Hölzer, Rinden: harzige, warme, erdende und schwere Düfte.
Hierzu zählen:
Bay, Benzoe, Douglasfichte, Fichte, Latschenkiefer, Patchouli, Rosenholz, Sandelholz, Tolu, Vetiver, Weihrauch, Weißtanne, Zeder, Zimt, Zirbelkiefer, Zypresse.
Ihre Farbe ist dunkel, grün bis bräunlich, „wie ein Berg oder der Ozean". Die meisten dieser Öle wirken im Lungenbereich, kräftigend auf den Atemreflex und raumluftreinigend, speziell auch in verrauchten Räumen. Ausnahme: Rosenholz und Sandelholz. Ebenso wirken sie stärkend und erdend im seelischen Bereich. Sie tragen zur Stabilisierung unserer Psyche bei und klären unsere Gedanken.

2. Seelenprinzip
Blütendüfte: eindringende, weiche bis herbe, intensive Düfte.
Hierzu zählen:
Rosengeranie, Jasmin, Lavendel extra, Neroli, Rose, Ylang Ylang.
Ähnliche „Schwingung": Melisse, Myrte, Petit Grain.
Diese Öle sind vornehmlich herzwirksam, kreislaufberuhigend und hautpflegend. Sie wirken öffnend, lösend, entspannend auf unsere Psyche und ausgleichend bei seelischen Problemen.
Im Bereich der Blütendüfte kann man starke Zu- und Abneigung den verschiedenen Ölen gegenüber erleben –je nach der eigenen momentanen seelischen Verfassung. Unsere jeweilige Vorliebe oder Ablehnung kann sich mit der Zeit ändern.
Es ist deshalb ratsam, bestimmte Düfte nicht von vornherein absolut abzulehnen, sondern von Zeit zu Zeit wieder einen neuen Schnupperversuch zu wagen. Erstaunliches lässt sich dabei unter Umständen neu entdecken und erleben.
Speziell der anfangs häufig abgelehnte Lavendel, zum Beispiel, kann sich zu einem späteren Zeitpunkt als wunderbarer Klärer bei überraschenden Emotionen erweisen. Als Beruhiger und Entspanner kann er vielleicht auch ein unentbehrlicher duftender Gefährte werden.

1. Geistprinzip
Zitrusdüfte: schnell sich verflüchtigende ätherische Öle mit heller Farbe.
Hierzu zählen:
Bergamotte, Clementine, Eisenkraut, Lemongrass, Limette, Mandarine, Grapefruit, Orange, Zitrone.
Ähnliche „Schwingung": Eukalyptus, Minze, Rosmarin.
Diese Düfte sind konzentrationsfördernd, eher kühl, wirken erhellend und erfrischend. Es gibt kaum jemanden, der die „flüchtige, leichte Schwingung" dieser Öle nicht als angenehm empfindet. In unserer schnelllebigen Zeit, in einer Leistungsgesellschaft, die uns viel abverlangt, sind solche Öle sehr wohltuend und wichtig, da sie uns aufrichten und erfreuen.

Die drei Prinzipien Basis-, Herz-, und Kopfnote, bezogen auf ätherische Öle
Diese Einteilung der ätherischen Öle wird heutzutage in der modernen Parfümerie verwendet. Sie orientiert sich vor allem an der Verdunstungsgeschwindigkeit der ätherischen Öle.

B) Die Einteilung der ätherischen Öle nach den vier Elementen: Luft – Feuer – Erde- Wasser

Für die treffendere Wahl des für Sie passenden ätherischen Öls ist es empfehlenswert, auch die traditionelle Einteilung der Pflanzendüfte nach den 4 Elementen zu beachten. Bei den nachfolgend detaillierten Öl-Beschreibungen werden manchmal auch zwei Elemente angegeben. Das erste Element gibt dabei die vorherrschende Elementqualität des Öls an, das zweite zeigt uns dessen zusätzliche Tendenz. Zum Beispiel deutet „Erde und Feuer" in erster Linie auf ein schweres, zentrierendes Öl und zusätzlich auf eines mit warmem Charakter hin.

Hier eine kurze Übersicht

Element	Qualität	Die „4 Säfte des Körpers"	Die 4 Charaktere nach den alten Griechen
Luft Jahreszeit: Frühling Gegensatz zu Erde, 1. Lebensphase: Kindheit, die ersten 15- 17 Jahre	Kalt und trocken, beweglich, abstrakt	„Sanguis", Blut	„Sanguiniker": Heitere, kommunikative Menschen voller Ideen; haben oft Schwierigkeiten, die Ideen umzusetzen, „zu erden"; Problembereich: Haut, Lunge, Blut Stoffwechsel, Nervensystem Farbe: gelb
Feuer Jahreszeit: Sommer Gegensatz zu Wasser, 2. Lebensphase: Jugend/Pubertät, die nächsten 15- 17 Jahre, bis zum 30. bis 34. Lebensjahr	Heiß, dynamisch, energetisch	„Chole´", Galle Verdauung, Leber- Galle	„Choleriker": Leicht zu verärgern, sind schnell, dynamisch und leidenschaftlich; Problembereich: Leber, Herz, Galle, Verdauung Farbe: rot
Erde Jahreszeit: Herbst Gegensatz zu Luft, 3. Lebensphase: Erwachsensein, die nächsten 15- 17 Jahre, bis zum 45. bis 51. Lebensjahr	Fest, schwer, unbeweglich, strukturiert, konkret	„Melanchole´", Stoffwechsel	„Melancholiker": Schwermütig und festhaltend, aber auch konsequent; Problembereich: Stoffwechselgifte im Blut, Milz, Nervensystem, Haut Farbe: grün, braun
Wasser Jahreszeit: Winter Gegensatz zu Feuer, 4. Lebensphase: Alter, die nächsten 15- 17 Jahre, bis zum 60. bis 68. Lebensjahr	Feucht, weich, empfindsam l	„Phlegma", Schleim	„Phlegmatiker": Oft langsam und äußerlich ruhig; Problembereich: Magen, zu weiches Bindegewebe, langsamer Stoffwechsel, Schnupfen Farbe: blau

„Luftdüfte" sind erfrischend, kühlend, flüchtig.
„Feuerdüfte" sind heiß bis warm, oft scharf und stechend.
„Erddüfte" sind schwer, zentrierend, modrig-holzig, manchmal streng.
„Wasserdüfte" sind weich, sanft, lieblich, anschmiegsam, fließend.

Es gibt noch ein fünftes Element: Man nennt es „Äther" (griechisch Aiter= Raum über den Wolken, der Himmel) oder „Quinta Essenzia" (lat: quintus= fünf). In der Alchemie gilt es als „Geheimaspekt", der als feinstoffliche Lebensenergie alle anderen Elemente durchdringt, ähnlich dem „Chi" aus der Traditionellen Chinesischen Medizin.

Tabelle ätherischer Öle nach den vorherrschenden Elementen

Luftelemente	Feuerelemente	Erde	Wasserelement
Ackerminze	Anissamen	Bay	Angelikawurzel
Bergamotte	Basilikum	Cardamom	Benzoe
Bergamotteminze	Ingwer	Cistrose	Champaca
Bitterorange	Kampfer	Douglasfichte	Frangipani
Blutorange	Lorbeer	Eichenmoos	Iris
Cajeput	Majoran	Fenchel	Jasmin
Citronella	Mimose	Fichtennadel	Johanniskraut
Dill	Oregano	Galbanum	Kamille blau
Eisenkraut	Ravintsara	Ho-Blätter	Kamille römisch
Elemi	Rosmarin	Honigessenz	Kamille marokk.
Eukalyptus	Thymian	Immortelle	Magnolie
Grapefruit	Wacholder	Kakao	Mimose
Lavendel	Weihrauch	Karottensamen	Osmanthus
Lavendelsalbei	Wiesenkönig	Kiefernnadel	Palmarosa
Lemongrass	Ysop	Koriander	Rose
Limette	Zimt	Kreuzkümmel	Rosengeranie
Litsea	Zitronenbasilikum	Latschenkiefer	Salbei
Mandarine		Linaloeholz	Vanille
Manuka		Moschuskörner	YlangYlang
Muskatellersalbei		Myrrhe	
Myrte		Narde	
Nanaminze		Nelke	
Neroli		Oud	
Niauli		Patchouli	
Orange		Pfeffer	
Petit Grain		Riesentanne	
Pfefferminze		Rosenholz	
Spearmint		Sandelholz	
Speiklavendel		Scharfgarbe	
Teebaum		Styrax	
Zitrone		Tolu	
Zitronenmyrte		Tonka	
		Tulsi	
		Vetiver	
		Weißtanne	
		Zeder	
		Zirbelkiefer	
		Zypresse	

Noch etwas zu den Elementen

Mit Hilfe der Elementenlehre können wir feststellen, wo wir uns schwerpunktmäßig psychisch-geistig im Moment befinden, das heißt, welches Element wir momentan überwiegend leben. Fallen wir aus dem seelischen Gleichgewicht, können wir mit dem entgegengesetzten Element oder der entgegengesetzten Tendenz Ausgleich schaffen. Ein Beispiel: Wenn wir uns schwerfällig und niedergeschlagen fühlen (= Erde, Melancholiker), können wir durch einen dem Luftelement zugeordneten Duft, zum Beispiel Zitrone oder Grapefruit, unser Gemüt erfrischen und erheitern. Erscheinen uns diese starken „Luft-Düfte" zu intensiv (oft ist ein zu großer Gegensatz eine Art „Holzhammer- Methode"), so können wir abgemilderte „Luft-Düfte" verwenden, zum Beispiel Bergamotte (=Luft/Feuer), Orange (= Luft/Feuer), Limette (= Luft/Erde). Auch bei körperlichen Beschwerden ist die Elementen- Einteilung hilfreich. So dürfte bei einer fiebrigen,,,heißen" Grippe sicherlich ein Öl wie Eukalyptus (=Luft/ Erde) angenehmer, kühlender sein als ein heißes Öl wie Thymian (=Feuer/Feuer) oder Zimt (=Feuer/Erde). Entscheidend ist, dass jedes Element- in seiner Qualität und energetischen Wirkung erkannt- zum richtigen Zeitpunkt helfend eingesetzt wird. Im Zweifelsfall werden uns auch unsere Nase und unser Gefühl dabei den richtigen Weg weisen.

Düfte richtig mischen und dosieren

Das Mischen

Vor dem Mischen verschiedener ätherischer Öle sollte man sich bereits Gedanken gemacht haben über die gewünschte Wirkung: Soll es eher eine Mischung für seelisch-geistige Belange sein oder eine für körperliche Beschwerden?
Im Fall von seelisch- geistigen Problemen, wie zum Beispiel Anspannung, Stress, Konzentrationsschwäche… ist es vorrangig wichtig, dass das passende Öl für den Anwender angenehm riecht, damit die Behandlung zum gewünschten Erfolg führen kann.
Bei körperlichen Beschwerden steht vor allem die direkte Wirkung der Mischung im Vordergrund. Dennoch ist auch hierbei eine gewisse Duftakzeptanz von Vorteil. Die Indikation ätherischer Öle ist sehr breit gefächert und bietet somit die Möglichkeit, aus einer Vielzahl verschiedener Öle das passende für das jeweilige Problem zu finden.
Um eine „runde" und angenehme Duftnote zu erhalten, sollten Kopf-, Herz- und Basisnoten in der Mischung vertreten sein oder das Körper-, Seele-, Geistprinzip beachtet werden. Auf diese Weise kann ein ganzheitlicher „Duftkörper" entstehen.
Schönheits- und Pflegemittel wie Massageöle, Duschgels oder Cremes werden sinnvollerweise individuell im Duft abgestimmt.
Für das Mischen von Parfums lesen Sie bitte das entsprechende Kapitel.

Die Dosierung

Ganz allgemein empfiehlt sich, für eine optimal verträgliche Mischung 3 bis 5 verschiedene ätherische Öle zu verwenden.
Warnhinweise zu den einzelnen Ölen sollten prinzipiell genau beachtet werden, um unerwünschte Reaktionen zu vermeiden. Sind Sie sich für Ihren Fall in Bezug auf ein Öl nicht sicher, so greifen Sie lieber auf eines zurück, das Ihnen bereits vertraut ist.

Als Berechnungsschlüssel gilt zunächst: 25 Tropfen ätherisches Öl entsprechen 1 ml. Für die gängigste Ölmischung, nämlich ein Massageöl, ist eine Dosierung von 1 bis 2 % empfehlenswert. Sie errechnet sich folgendermaßen:

1 %-ige Mischung: 25 Tropfen (1 ml) ätherisches Öl auf 100 ml Basisöl
2 %-ige Mischung : 50 Tropfen (2 ml) ätherisches Öl auf 100 ml Basisöl
Bei Dosierungen ab 3 % sollten mindestens drei ätherische Öle in der Mischung sein, um das Risiko unerwünschter Nebenwirkungen auszuschließen.
Rezepte von Mischungen über 5 % oder für Einreibungen als Kur sollten auf jeden Fall mit einem Aromatherapeuten oder einem Aromatherapie- Apotheker abgesprochen werden.

Dosierung:

	Raum-düfte	Einreibung Kur	Massage Öle	Kosmetik-produkte	Bäder	Auswahl ätherischer Öle
Erwachsene	5- 10 Tr	5- 10 %	1- 2 %	1- 2 %	10-20 Tr	Nicht beschränkt
Schwangere	3- 7 Tr	2- 3 %	0,5 - 1 %	0,5-1 %	5- 10 Tr	Stark beschränkt
Kinder	3- 7 Tr	2- 3 %	0,5 – 1 %	0,5-1 %	5-10 Tr	Beschränkt
Kleinkinder	3- 5 Tr	1- 1,5 %	0,3-0,7 %	0,3-0,7 %	3- 5 Tr	Stark beschränkt
Babys	3- 5 Tr	0,5- 1 %	0,1-0,3 %	0,1-1,3 %	max. 1 Tr	Nur sehr wenige Öle!

Die Wirkung ätherischer Öle im Lebenszyklus der Pflanzen

Pflanzen leben von Licht (Sonne), Luft, Wasser und Nahrung aus der Erde. Ihre Besonderheit ist, dass sie sich ihr ganzes Pflanzendasein lang nicht bewegen können und an einer Stelle verharren müssen. Als Unterstützung dafür stehen ihnen an vielen ihrer Teile ätherische Öle zur Verfügung, die als hoch aktive und komplexe Substanzen wichtige Aufgabe übernehmen: Abwehr von Bakterien, Pilzen und von Fressfeinden, Anlockung der Insekten zur Fortpflanzung, Wunddesinfektion, usw.
Aus alter naturheilkundlicher Sicht kann man aus der Art und Funktion des Pflanzenteiles, aus dem das ätherische Öl gewonnen wird, bestimmte Grundwirkungen der Essenz ableiten. Das heißt, die verschiedenen Pflanzenteile erfüllen unterschiedli-che Aufgaben. Sie geben diese Aufgaben als „Arbeitsinformation" an das ätherische Öl weiter, was wiederum in dessen Wirkung zum Ausdruck kommt. Die folgende Charakteristik der verschiedenen Pflanzenteile können wir demzufolge auf Art und Wirkung des daraus gewonnenen ätherischen Öls übertragen.
Es gibt:
Wurzeln – Ihre Aufgabe ist es, ins „Reich der Dunkelheit" vorzudringen und Widerstände zu überwinden. Wurzelöle haben demnach Durchdringungskraft und helfen, über eigene Grenzen und Blockaden hinauszugehen. Sie geben Halt und wir-ken dynamisierend. Beispiel: Angelikawurzel
Stamm und Zweige – Sie sind für den Halt und die Struktur der Pflanze verantwort-lich. Sie geben Kraft, Halt und Ordnung. Besonders Nadelbäume wirken auch stark rei-nigend – sie sind die „ Lunge der Natur". Die dazu gehörigen Öle zeigen verwandte Wirkungsmuster. Beispiel: Zeder

Grüne Blätter – Sie haben, je nach Form, Farbe, Dicke und Wuchsart, die komplexeste Wirkung. Sie gelten als „grüne Medizin der Natur". Ihre Grundaufgabe ist es, Energie zu transformieren, Leben aufzubauen, Vitalität und Gesundheit zu erhalten. Ähnliches bewirken die daraus gewonnenen ätherischen Öle. Beispiel: Melisse

Blüten – Durch sie und ihren intensiven, betörenden, mitunter berauschenden Duft versucht die Pflanze, Aufmerksamkeit zu erregen und ihre Fortpflanzung zu gewährleisten. Blütenöle duften stark und haben besonders auf unsere Psyche Einfluss. Ein als angenehm erlebtes Blütenöl kann im seelischen Bereich lösend, entspannend, ausgleichend und aufbauend wirken. Beispiel: Rose

Früchte – Mit ihnen hat die Pflanze ihre Entwicklung abgeschlossen, ein Zyklus ist beendet. Mehr an Licht kann die Pflanze nun nicht mehr aufnehmen. Für die Aromatherapie sind diesbezüglich besonders die vom Sonnenlicht verwöhnten Zitrusfrüchte von Bedeutung. In ihrer Schale ist das ätherische Öl gelagert, das durch Pressung gewonnen wird. Man erhält mit diesen Düften Frische, Klarheit und Lebensfreude, der Wirkung von Sonnenstrahlen gleich. Beispiel: Zitrone

Samen – Sie tragen in sich die geballte Lebenskraft der Pflanze und zugleich auch alle Informationen für ihre zukünftige Entwicklung als neue Pflanze. Häufig werden Samen zur Gewinnung wertvoller fetter Basisöle verwendet. Auch als ätherische Samenöle sind sie in Form besonders wirksamer Zusätze willkommen. Beispiel: Karottensamen

Die vereinfachte Einteilung der wichtigsten Zitrus-, Hölzer-, Blüten- und Heilkräuterdüfte

Für eine überschaubare Einteilung der Düfte wird im Folgenden nochmals eine Übersicht ihres Wirkprofils zusammengestellt.

Zitrusdüfte

Alle Zitrusdüfte sind Kopfnoten, sie verflüchtigen sich in ca. 1 bis 2 Stunden.

Duft: frisch, fruchtig, Wirkung: klärend, konzentrationsfördernd	Bitterorange, Blutorange, Zitrone, Grapefruit
Duft: süß, weich, fruchtig Wirkung: entspannend	Orange, Mandarine
Duft: herb, frisch Wirkung: beruhigend	Limette, Bergamotte
Duft: zitrusartig Wirkung: harmonisierend	Citronella, Eisenkraut, Lemongrass, Litsea, Melisse, Zitronenbasilikum, Zitronenmyrte

Dufthölzer

Dufthölzer sind häufig Basisnoten und verflüchtigen sich innerhalb von 2-5 Stunden. Sie beseitigen unangenehmen Raumgeruch und reinigen allgemein die Raumluft.

Duft: harzig, frisch Wirkung: raumdesinfizierend, atemwegsunterstützend, konzentrationsfördernd	Douglasfichte, Fichtennadel, Kiefernnadel, Latschenkiefer, Myrte, Riesentanne, Tanne, Wacholder, Weißtanne, Zirbelkiefer Verdunstungszeit: ca. 2 – 3 Stunden
Duft: exotisch, weich, samtig, süß, balsamisch Wirkung: entspannend, einhüllend, ausgleichend	Benzoe, Linaloeholz, Rosenholz, Sandelholz, Tolu, Zimt Verdunstungszeit: ca. 5 Stunden
Duft: exotisch, herb Wirkung: ausgleichend, erotisierend	Oud, Sandelholz neukaledonisch Verdunstungszeit: ca. 5 Stunden
Duft: herb, harzig Wirkung: stabilisierend,kräftigend, aufrichtend	Myrrhe, Weihrauch, Zeder, Zypresse Verdunstungszeit: ca. 5 Stunden

Blütendüfte

Duft: blumig, exotisch Wirkung: ausgleichend	Champaca, Frangipani, Jasmin, Osmanthus
Duft: blumig, frisch, süß Wirkung: entspannend	Neroli
Duft: blumig, süß Wirkung: harmonisierend, erotisierend	Rose Bourbon, YlangYlang
Duft: blumig Wirkung: stimmungsaufhellend , harmonisierend	Mimose, Rose
Duft: blütenähnlich Wirkung: ausgleichend, entspannend, hautpflegend	Iris, Lavendel, Magnolie, Palmarosa, Petit Grain

Blütendüfte sind meist Herznoten und verflüchtigen sich innerhalb von ca. 2- 4 Stunden. Diese Düfte riechen oft sehr intensiv und sollten deshalb nur gering dosiert werden.

Duftende Besonderheiten

Eichenmoos, Ho- Blätter, Honigwabe, Kakaoextrakt, Moschuskörner, Patchouli, Petit Grain Bigaradier, Rosen Attar, Safran Attar, Tonkaextrakt, Vanilleextrakt, Vetiver

Heilpflanzen – medizinische Düfte

Für Erwachsene

Duft: harzig, frisch Einsatz bei Erkältungen	Basilikum, Douglasfichte, Fichtennadel, Kiefernadel, Latschenkiefer, Myrte, Styrax, Zirbelkiefer, Zypresse
Duft: stechend, klar, frisch Einsatz bei Erkältungen	Ackerminze, Cajeput, Eukalyptus, Kampfer, Lorbeer, Nanaminze, Niauli, Pfefferminze, Rosmarin, Ravintsara, Salbei, Spearmint, Speiklavendel, Tulsi, Ysop
Duft: krautig, warm, würzig Einsatz bei Erkältungen	Angelikawurzel, Bay, Cardamom, Cistrose, Immortelle, Ingwer, Koriandersamen, Lavandin, Lavendel, Lavendelsalbei, Nelke, Oregano, Pfeffer, Schafgarbe, Teebaum, Thymian
Duft: erdig, warm, balsamisch Wirkung: erdend, stabilisierend	Angelikawurzel, Galbanum, Karottensamen, Myrrhe, Narde, Oud, Zeder
Duft: erfrischend, kühl Einsatz bei Atemwegsproblemen	Angelikawurzel, Basilikum, Bergamotteminze, Rosmarin, Salbei, Ysop
Duft: warm, würzig, frisch Wirkung: entspannend, krampflösend	Anis, Fenchel, Johanniskraut, Kamille, Kreuzkümmel, Lavendel, Majoran, Melisse, Muskatellersalbei, Rosengeranie, Sternanis, Teebaum
Duft: sehr intensiv Wirkung: stärkste antibakterielle Öle	Nelke, Oregano, Thymian thymol, Zimtrinde
Duft: intensiv, warm Einsatz als hautpflegende Öle	Cistrose, Immortelle, Kamille, Lavendel, Manuka, Myrte, Patchouli, Rosengeranie

Für Kinder - gut verträglich

Duft: harzig, frisch Einsatz bei Erkältungen	Douglasfichte, Fichtennadel, Latschenkiefer, Myrte, Zirbelkiefer
Duft: klar, frisch, Einsatz bei Erkältungen	Eukalyptus radiata, Cajeput, Niauli, Ravintsara
Duft: krautig, warm, würzig Einsatz bei Erkältungen	Angelikawurzel, Lavendel extra/fein, Teebaum, Thymian linalol

Auswahl der ätherischen Öle

Als Grundsatzregel für den Hausgebrauch gilt:

Verlassen Sie sich zunächst bei der Wahl – ohne Qual - auf Ihre Nase und Ihre Intuition! Sie werden sicherlich zu dem ätherischen Öl geführt, welches in der jeweiligen Situation für Sie gut ist. Aus der Sicht des Aromatherapeuten gibt es zwei verschiedene Kriterien bei der Auswahl:

Man verstärkt bestimmte, bereits bestehende Eigenschaften mit einem Öl.
Man ersetzt mit dem Öl fehlende Eigenschaften und schafft dadurch einen Ausgleich.

Beispiel:
Basisnote-Öle, also erdende für sehr aktive Menschen; Kopfnote-Öle, frische Öle, für schwerfällige Menschen; Herznote-Öle für jemanden, der „seine Mitte" finden möchte.

Mit etwas Übung werden Sie sehr schnell herausfinden, welche Eigenschaft ein Öl hat, welche Farbe, Jahreszeit, welches Lebensalter, welcher Geruch, bzw. Kristall dazu passt und für welchen Menschen es somit geeignet ist.

Die einzelnen ätherischen Öle

Ackerminze (Mentha arvensis)

Pflanzenfamilie:	Lippenblütler (Lamiaceae)
Wirkung körperlich:	Antibakteriell, virenhemmend, stark schmerzstillend, entzündungshemmend, leicht betäubend, stark kühlend, fiebersenkend, durchblutungsfördernd, immunstärkend, juckreizstillend, appetitanregend; bei Kopfschmerzen, Migräne, Übelkeit, Erbrechen, Unwohlsein, Verdauungs- und Magen-Darm-Beschwerden.
Wirkung seelisch:	Konzentrationsfördernd, anregend, aufbauend, aktivierend, belebend, erfrischend, vitalisierend; bei Müdigkeit, Erschöpfung, Jetlag, Mattigkeit, Mutlosigkeit.
Hintergrund:	Ackerminze kann bei niedrigen Temperaturen bereits in der Flasche kristallisieren. Sie hat den höchsten Mentholgehalt aller Minzöle. Die Ackerminze ist auch unter dem Namen japanische Minze bekannt.
Warnhinweise:	Nicht für Schwangere, Babys und Kleinkinder geeignet.
Gewinnung:	Wasserdampfdestillation des Krautes Aus 50 kg Kraut erhält man 1l ätherisches Öl
Vorkommen:	Vorwiegend in Asien
Duft:	frisch, kühl, aktivierend
Element:	Luft/ Feuer
Duftnote:	Kopfnote

Angelikawurzel (Angelika archangelica)

Pflanzenfamilie:	Doldengewächse (Apiaceae)
Wirkung körperlich:	Immunstärkend, desinfizierend, entzündungshemmend, schleimlösend, entkrampfend, herz- kreislaufstärkend, blutdrucksteigernd, durchblutungsfördernd; bei Bronchialkrankheiten, Schnupfen, Stirn- und Nebenhöhlenentzündungen, Menstruationsbeschwerden, Bauchschmerzen, Magenverstimmung, Appetitlosigkeit, Übelkeit, Erbrechen, Magen- Darmbeschwerden, bei stressbedingten Kopfschmerzen, bei Gicht, Ischias und rheumatischen Beschwerden
Wirkung seelisch:	Stark nervenberuhigend, entspannend; bei Schlafstörungen, Stress und Erschöpfungszuständen, Burn-out-Syndrom, bei depressiver Verstimmung, mangelndem Selbstvertrauen, Mutlosigkeit und bei Ängsten
Hintergrund:	Im Mittelalter galt Angelikawurzel als giftaustreibendes Mittel, das sogar gegen den „schwarzen Tod", die Pest, ankommen sollte. Wegen ihres starken Eigengeruchs wurde sie auch als Mittel gegen Hexerei und Geister eingesetzt.
Warnhinweise:	Kann die Lichtempfindlichkeit der Haut erhöhen.
Gewinnung:	Wasserdampfdestillation der Wurzeln Aus 280- 300 kg Wurzeln erhält man 1l ätherisches Öl
Vorkommen:	Die Verbreitung dieser Pflanze geht von Nord- über Osteuropa bis nach Vorderasien
Duft:	herb-süßlich aromatisch
Element:	Wasser/ Erde
Duftnote:	Herznote

Anissamen (Pimpinella anisum)

Pflanzenfamilie:	Doldengewächse (Apiaceae)
Wirkung körperlich:	Appetitanregend, krampflösend, milchflussfördernd, leicht wehenfördernd, östrogenähnlich wirkend; bei Blähungen, Magen-Darm-Beschwerden, Verdauungsstörungen, Magenschmerzen, Bauchweh und Unwohlsein, bei Menstruationsstörungen, Wechseljahrbeschwerden und Reizhusten.
Wirkung seelisch:	stark entspannend, stimmungsaufhellend, beruhigend; bei Anspannung, Unruhezuständen, Ängsten, Stimmungsschwankungen und Schlaflosigkeit.
Hintergrund:	Schon im alten Rom kannte man die wohltuende Wirkung bei Völlegefühl. Nach reichhaltigem Essen wurde deshalb Aniskuchen serviert.
Warnhinweise:	Keine bekannt
Gewinnung:	Wasserdampfdestillation der Samen Aus 35- 50 kg Samen erhält man 1l Anisöl
Vorkommen:	Vorwiegend im Mittelmeergebiet
Duft:	Süß-würzig
Element:	Feuer/ Wasser
Duftnote:	Kopfnote

Basilikum (Ocimum basilicum)

Pflanzenfamilie: Lippenblütler (Labiatae)

Wirkung körperlich: Entzündungshemmend, antibakteriell, virenhemmend, desinfizierend, blutdrucksenkend, krampflösend, verdauungsfördernd, appetitanregend, nerven- und immunsystemstärkend, schmerzstillend; bei Hautentzündungen, Ekzemen, Magenschleimhautentzündung, bei stressbedingten Kopfschmerzen oder Migräne.

Wirkung seelisch: Ausgleichend, entspannend, nervenstärkend und angstlösend; bei depressiver Verstimmung, stressbedingten Beschwerden, Schlaflosigkeit, Überforderung, Lampenfieber, Antriebslosigkeit und innerer Unruhe.

Hintergrund: Basilikum stammt von dem griechischen Wort „basileus" ab, was übersetzt „König" heißt. Es gilt als das „Kraut der Könige".

Warnhinweise: Keine bekannt

Gewinnung: Wasserdestillation des blühenden Krautes
Aus 700- 750 kg Kraut erhält man 1l Basilikumöl

Vorkommen: Vorwiegend im Mittelmeergebiet

Duft: Krautig, frisch, süß
Element: Feuer/ Erde
Duftnote: Kopfnote

Bay (Pimenta racemosa)

Pflanzenfamilie:	Myrtengewächse (Myrtaceae)
Wirkung körperlich:	Antibakteriell, entzündungshemmend, virenhemmend, pilztötend, hautdesinfizierend, verdauungsfördernd, blähungswidrig, immunsystemstärkend; schmerzstillend bei Glieder-, Muskel- Gelenkschmerzen, Zahnschmerzen, Sportverletzungen, Kreuzschmerzen, bei fettiger- und schuppiger Kopfhaut, übermäßiger Talgproduktion, Haarausfall, Rheuma, Hexenschuss, bei Bronchialerkrankungen, Erkältungskrankheiten, Stirn- und Nebenhöhlenentzündung und Angina.
Wirkung seelisch:	Stark anregend, belebend, aktivierend und erfrischend, konzentrationsfördernd; bei Müdigkeit, Erschöpfung und Jetlag. In geringer Dosierung auch sexuell anregend.
Hintergrund:	Auch bekannt unter dem Namen westindischer Lorbeer.
Warnhinweise:	Nicht geeignet für Babys, Kinder und Schwangere
Gewinnung:	Wasserdampfdestillation der Blätter Aus 100 kg Blättern erhält man 1l Öl
Vorkommen:	Auf den westindischen Inseln
Duft:	Warm, würzig, süß
Element:	Erde/ Feuer
Duftnote:	Kopfnote

Benzoe Siam Resinoid (Styrax tonkinensis)

Pflanzenfamilie:	Styraxgewächse (Styracaceae)
Wirkung körperlich:	Wundheilend, pilztötend, stark hautregenerierend, schleimlösend, entzündungshemmend, desinfizierend, pilztötend (Haut-, Fuß-, Nagel- und Vaginalpilz); bei aufgeplatzter, trockener Haut, Akne, Narben, Wundliegen, Schnittwunden, kleinen Verletzungen, grippalem Infekt, bei Schnupfen, Bronchialerkrankungen, Stirn- und Nebenhöhlenentzündung, Halsschmerzen, Ohrenschmerzen, Gliederschmerzen, Heiserkeit und Asthma.
Wirkung seelisch:	Stimmungsaufhellend, entspannend, harmonisierend, beruhigend; bei Stress, Unruhe, Nervosität, Schlaflosigkeit, Depressionen, Phobien, Ängsten und Burn-Out-Syndrom.
Hintergrund:	Benzoe Siam ist ein Harz und deshalb etwas dickflüssig. Es kann bei Bedarf mit etwas Alkohol (96 %) verdünnt werden. Zur Destillation werden nur die hellen Harztropfen verwendet.
Warnhinweise:	Keine bekannt
Gewinnung:	Auszug (meist Alkoholauszug) aus dem Harz des Benzoebaumes Aus 1,3 - 1,5 kg Harz erhält man 1 kg Extrakt
Vorkommen:	Vor allem in Thailand
Duft:	warm, süßlich, vanillig
Element:	Wasser/ Erde
Duftnote:	Basisnote

Bergamotte (Citrus bergamia)

Pflanzenfamilie:	Rautengewächse (Rutaceae)
Wirkung körperlich:	Antibakteriell, virenhemmend, appetitanregend, krampflösend immunsystemstärkend, konzentrationsfördernd; bei Fieber, Halsschmerzen, Angina, Aphthen, Blasenentzündung, Ekzemen, Akne, bei Menstruations- und Verdauungsbeschwerden.
Wirkung seelisch:	Ausgleichend, entspannend, beruhigend, angstlösend, psychisch stärkend; bei depressiver Verstimmung, Winterdepression, Stress, Unruhe, Schlafstörungen, Antriebslosigkeit und Burn-Out-Syndrom.
Hintergrund:	Bergamotteöl ist Bestandteil kostbarer Parfums, auch Hauptbestandteil des „Eau de Cologne".
Warnhinweise:	Erhöht stark die Lichtempfindlichkeit der Haut
Gewinnung:	Kaltpressung der Bergamottefruchtschale Aus 200 kg Schale erhält man 1l Bergamotteöl
Vorkommen:	Vorwiegend im Mittelmeergebiet
Duft:	zitrusartig, frisch, leicht, lebhaft
Element:	Luft/ etwas Feuer
Duftnote:	Kopfnote

Bergamotteminze (Mentha citrata)

Pflanzenfamilie: Lippenblütler (Lamiaceae)

Wirkung körperlich: Antibakteriell, virenhemmend, pilztötend (Haut-, Fuß-, Nagel und Vaginalpilz), wundheilend, hautpflegend, hautregenerierend, juckreizstillend, entzündungshemmend, fiebersenkend, schmerzlindernd, krampflösend, leicht durchblutungsfördernd, immunsystemstärkend; bei Hautjucken, Windpocken, Wunden, Verletzungen, Verbrennungen, Schuppen, bei fettiger Kopfhaut und fettigen Haaren, Blasenentzündung, Kopfschmerzen, bei leichter Migräne, Menstruationsbeschwerden, Wechseljahrbeschwerden, Magenschmerzen, Verdauungsproblemen, zur Narbenpflege, bei Aphthen, Gürtelrose, gegen Parasiten und Insekten.

Wirkung seelisch: Stark ausgleichend, entspannend, harmonisierend, beruhigend, psychisch stärkend, nervenstärkend, stimmungsaufhellend; bei Trauma, Erschöpfung, Phobien, depressiver Verstimmung, Unruhe, Schlafstörungen, Stress, Burn-Out-Syndrom, Ängsten, Nervosität und Unsicherheit.

Hintergrund: Bergamotteminze ist auch unter dem Namen Zitronenminze bekannt. Sie gehört zur Familie der Minzen, enthält aber kein Menthol und Menthon und ist deshalb ein besonders sanftes ätherisches Öl.

Warnhinweise: keine bekannt
Gewinnung: Wasserdampfdestillation des Krautes

Vorkommen: Vorwiegend in Frankreich
Duft: sanft minzig, frisch, zart,
Element: Luft
Duftnote: Kopfnote

Bitterorange (Citrus aurant. Ssp. aur.)

Pflanzenfamilie: Rautengewächse (Rutaceae)

Wirkung körperlich: Raumluftreinigend, antibakteriell, desinfizierend, virenhemmend, entschlackend, magenstärkend, herzstärkend, entzündungshemmend, immunsystemstärkend, verdauungsfördernd; bei Erkältungskrankheiten, Bronchitis, Herzkreislaufbeschwerden,.

Wirkung seelisch: Ausgleichend, entspannend, beruhigend, psychisch stärkend, nervenstärkend, stabilisierend, stimmungsaufhellend; bei Stress, Unruhe, Burn-Out-Syndrom, bei Ängsten, Nervosität, Schlafstörungen, depressiver Verstimmung, Winterdepressionen, Antriebslosigkeit, Konzentrationsschwäche.

Hintergrund: Aus dem Bitterorangenbaum, auch Pomeranze genannt, kann man drei verschiedene ätherische Öle gewinnen: Durch Kaltpressung der Fruchtschalen bekommt man Bitterorangenöl; durch Wasserdampfdestillation der Knospenansätze, Blätter und Zweige gewinnt man Petit Grain Bigaradier; durch Wasserdampfdestillation der Blüten erhält man Neroliöl.

Warnhinweise: Erhöht leicht die Lichtempfindlichkeit der Haut. Kann Hautreizungen hervorrufen.

Gewinnung: Kaltpressung der Fruchtschalen
Aus 100 kg Schale erhält man 1l ätherisches Öl.

Vorkommen: Vorwiegend im Mittelmeerraum
Duft: frisch, süß, leicht bitter
Element: Luft
Duftnote: Kopfnote

Blutorange (Citrus sinensis)

Pflanzenfamilie:	Rautengewächse (Rutaceae)
Wirkung körperlich:	Adstringierend, lymphflussanregend, leicht verdauungsanregend, appetitanregend; bei Venenbeschwerden.
Wirkung seelisch:	Ausgleichend, entspannend, beruhigend, psychisch stärkend, nervenstärkend, stabilisierend, stimmungsaufhellend; bei Stress, Unruhe, Burn-Out-Syndrom, bei Ängsten, Nervosität, Schlafstörungen, depressiver Verstimmung, Winterdepression, Antriebslosigkeit und Konzentrationsschwäche.
Hintergrund:	Die rötliche Färbung bekommt die Blutorange erst durch Nachtfröste.
Warnhinweise:	Erhöht leicht die Lichtempfindlichkeit der Haut.
Gewinnung:	Kaltpressung der Fruchtschalen Aus 100 kg Schale erhält man 1l ätherisches Öl.
Vorkommen:	Vorwiegend im Mittelmeerraum
Duft:	fruchtig, frisch, süß, warm
Element:	Luft
Duftnote:	Kopfnote

Cajeput (Melaleuca cajuputi)

Pflanzenfamilie:	Myrtengewächse (Myrtaceae)
Wirkung körperlich:	Virenhemmend, pilztötend (Haut-, Fuß-, Nagel- und Vaginalpilz), desinfizierend, antibakteriell, schleimlösend, stark schweißtreibend, kühlend; bei Fieber, Bronchialerkrankungen, Grippe, Schnupfen, Hals-, Ohren-, und Gliederschmerzen, bei Stirn- und Nebenhöhlenentzündung, Heiserkeit, Rachenentzündung, erkältungsbedingten Kopfschmerzen, Muskelschmerzen und -verspannungen, Muskelkater, Sportverletzungen, rheumatischen Beschwerden, Gicht, Arthritis, Tennisarmschmerzen, Gürtelrose, Neurodermitis und Herpes.
Wirkung seelisch:	Denkfähigkeitsanregend, konzentrationsfördernd, anregend, belebend, erfrischend; bei Erschöpfungszuständen, Jetlag, Müdigkeit, Stress und Unruhe.
Hintergrund:	Der Cajeputstrauch gehört zur Familie der Teebäume.
Warnhinweise:	Keine bekannt
Gewinnung:	Wasserdampfdestillation der frischen Zweigspitzen und Blätter des Strauches. Aus 100- 125 kg Pflanzenmaterial erhält man 1l Öl.
Vorkommen:	Vor allem im asiatischen Raum
Duft:	Ähnlich wie Eukalyptus, aber etwas milder
Element:	Luft/ Feuer
Duftnote:	Kopfnote

Cardamom (Elettaria cardamomum)

Pflanzenfamilie: Ingwergewächse (Zingiberaceae)

Wirkung körperlich: Antibakteriell, virenhemmend, desinfizierend, schleimlösend, entzündungshemmend, krampflösend, pilztötend (Fuß-, Haut-, Nagel- und Vaginalpilz), blähungswidrig; bei Mundgeruch, zur Mundpflege, bei Aphthen, Grippe, Bronchialerkrankungen, Heiserkeit, Stirn- und Nebenhöhlenentzündung, Glieder- und Muskelschmerzen, bei Darmkrämpfen, Bauchschmerzen, Magen- und Darmbeschwerden, bei Sodbrennen, übersäuertem Magen und trockenem Mund.

Wirkung seelisch: Anregend, aktivierend, belebend; bei Konzentrationsschwäche, geistiger Erschöpfung, bei Überförderung, Jetlag, Müdigkeit und Schwäche.

Hintergrund: Dient in einigen Ländern zur Verfeinerung von Kaffee

Warnhinweise: Keine bekannt

Gewinnung: Wasserdampfdestillation der Samen
Aus 20 kg Samen erhält man 1l Öl

Vorkommen: Vorwiegend in Indien
Duft: Warm, süßlich, würzig
Element: Erde/ Feuer
Duftnote: Herz/Basisnote

Champaca (Michelia champaca)

Pflanzenfamilie:	Magnoliengewächse (Magnoliaceae)
Wirkung körperlich:	Antibakteriell, entkrampfend, schmerzlindernd, immunsystemstärkend, regt die Milchproduktion an, bei Menstruations- und Wechseljahrbeschwerden.
Wirkung seelisch:	Ausgleichend, entspannend, sexuell anregend, psychisch stärkend, nervenstärkend, stabilisierend; bei Stress, Unruhe, Burn-Out-Syndrom, Ängsten, Nervosität, depressiver Verstimmung, Winterdepression und Antriebslosigkeit.
Hintergrund:	Champaca ist ein Absolue, das heißt, es wurde durch einen Hexanauszug gewonnen.
Warnhinweise:	Keine bekannt
Gewinnung:	Hexanextraktion der Blüten
Vorkommen:	Vor allem in Indien
Duft:	blumig, exotisch, schwer
Element:	Wasser/ Luft
Duftnote:	Herznote

Cistrose (Cistus ladanifer)

Pflanzenfamilie:	Cistrosengewächse (Cistaceae)
Wirkung körperlich:	Virenhemmend, pilztötend (Fuß-, Haut-, Nagel- und Vaginalpilz), antibakteriell, hautregenerierend, blutstillend, juckreizstillend, gewebestraffend, immunsystemstärkend, krampflösend, entstauend, antiparasitär; bei Akne, Pickel, Ekzemen, Narben, Neurodermitis Schuppenflechte, bei Verletzungen, Wunden, Blutergüssen, Couperose, Besenreisern und Menstruationsbeschwerden.
Wirkung seelisch:	Nervensystemstärkend, ausgleichend, entspannend, stimmungsaufhellend; bei Stress, Ängsten, depressiver Verstimmung, Schlafstörungen, Schock und Traumata.
Hintergrund:	Die Cistrose ist keine Rosenart, wie es der Name vermuten lässt, sondern ein kleiner Strauch. Es heißt auch, dass die Götter des Olymp der Cistrose ihre Eigenschaften verliehen haben.
Warnhinweise:	Keine bekannt.
Gewinnung:	Wasserdampfdestillation der Blätter und Zweige. Aus 17 kg Pflanzenmaterial erhält man 1l Öl.
Vorkommen:	Vorwiegend im Mittelmeerraum
Duft:	Schwer, warm und würzig
Element:	Erde/ Feuer
Duftnote:	Herz/Basisnote

Citronella (Cymbopogon nardus)

Pflanzenfamilie:	Süßgräser (Poaceae)
Wirkung körperlich:	Desinfizierend, antibakteriell, desodorierend, krampflösend, entzündungshemmend; bei Arthritis, Lymphstau, Gelenk- und Kopfschmerzen, gegen Insekten.
Wirkung seelisch:	Anregend, aktivierend, belebend; bei Konzentrationsschwäche, Müdigkeit und Mutlosigkeit.
Hintergrund:	Wird hauptsächlich verwendet bei der Seifenherstellung und in Gesichtswässern
Warnhinweise:	Keine bekannt
Gewinnung:	Wasserdampfdestillation des Citronellagrases. Aus 100 kg Pflanzenmaterial erhält man 1l Öl.
Vorkommen:	Im asiatischen Raum
Duft:	Frisch, zitronig, leicht süßlich
Element:	Luft
Duftnote:	Kopfnote

Dill (Anethum graveolens)

Pflanzenfamilie:	Doldengewächse (Apiaceae)
Wirkung körperlich:	Antibakteriell, blähungswidrig, magenstärkend, verdauungsfördernd, schleimlösend, entkrampfend, menstruationsfördernd, milchflussfördernd; bei Magenverstimmung, Unwohlsein, Übelkeit, Erbrechen, Appetitlosigkeit, Blähungen, Magen-Darm-Beschwerden, Bauchschmerzen, Erkältungskrankheiten, bei grippalem Infekt, Schnupfen, Stirn- und Nebenhöhlenentzündungen, Bronchialkrankheiten, Hals- und Ohrenschmerzen, Gliederschmerzen, in der Menopause und bei Menstruationsbeschwerden.
Wirkung seelisch:	Ausgleichend, entspannend, psychisch stärkend, antidepressiv, nervenstärkend, stabilisierend; für unruhige Kinder, bei Stress, Unruhe, Burn-Out-Syndrom und Ängsten.
Hintergrund:	Dill galt lange Zeit in Deutschlands Norden als Schutzpflanze gegen Dämonen und Hexen.
Warnhinweise:	Für die körperliche Anwendung sind keine Nebenwirkungen bekannt. Während der Schwangerschaft nur nach Rücksprache mit dem Arzt verwenden, ebenso für Kleinkinder.
Gewinnung:	Wasserdampfdestillation der ganzen Pflanze. Aus 66- 330 kg Pflanzenmaterial erhält man 1l Öl.
Vorkommen:	Vorwiegend im Mittelmeerraum
Duft:	Würzig, frisch,krautig
Element:	Luft/ Feuer
Duftnote:	Kopfnote

Douglasfichte (Pseudotsuga menziesii)

Pflanzenfamilie:	Kieferngewächse (Pinaceae)
Wirkung körperlich:	Raumluftdesinfizierend, schleimlösend, leicht krampflösend, immunsystemstärkend, fiebersenkend, desodorierend; bei Erkältungskrankheiten, grippalem Infekt, Schnupfen, Stirn- und Nebenhöhlenentzündung, Bronchialkrankheiten, Hals- und Ohrenschmerzen, Gliederschmerzen und Heiserkeit.
Wirkung seelisch:	Sanft anregend, aktivierend, belebend, erfrischend, vitalisierend, konzentrationsfördernd, stimmungshebend.
Hintergrund:	Die Douglasfichte wird bis zu 90 Meter hoch und erreicht einen Stammdurchmesser von bis zu 3 Metern. Die Bäume schützen sich bei Waldbränden durch ihre dicke Baumrinde, die auch sehr schnell wieder regeneriert.
Warnhinweise:	Keine bekannt.
Gewinnung:	Wasserdampfdestillation der Zweige. Aus 200 kg Zweigen erhält man 1l Öl.
Vorkommen:	In Europa und Sibirien
Duft:	Zitrusartig, frisch, klar, leicht herb
Element:	Erde/ etwas Luft
Duftnote:	Kopf/Herznote

Eichenmoos (Evernia prunastri)

Pflanzenfamilie: Flechtengewächse (Parmeliaceae)

Wirkung körperlich: Desinfizierend, leicht schleimlösend, antimykotisch; bei Erkältungskrankheiten und Bronchitis.

Wirkung seelisch: Entspannend, ausgleichend, beruhigend, stimmungshebend, erdend, stabilisierend, sexuell anregend; bei Unruhe, Stress, Nervosität, nervöser Anspannung und Stimmungsschwankungen.

Hintergrund: Eichenmoos ist ein natürliches Fixativ, d.h. es hält sich und andere ätherische Öle langzeitig auf der Haut. Es ist eine interessante Duftnote in Parfums, Aftershaves und Körperölen.

Warnhinweise: Keine bekannt

Gewinnung: Alkoholextraktion des Mooses

Vorkommen: I m Mittelmeerraum
Duft: Waldig, erdig, moosig
Element: Erde/ Wasser
Duftnote: Basisnote

Eisenkraut (Aloysia triphylla)

Pflanzenfamilie:	Eisenkrautgewächse (Verbenaceae)
Wirkung körperlich:	Antibakteriell, antiviral, entzündungshemmend, herzstärkend, immunsystemstärkend, schmerzlindernd, wehenfördernd; bei Geburtsschmerzen und Hautentzündungen.
Wirkung seelisch:	Beruhigend, entspannend in geringer Dosierung, ausdauerstärkend, konzentrationsfördernd; bei Ängsten, Nervosität, Unruhe und Erschöpfung.
Hintergrund:	Eisenkraut (Aloysia trphylla) ist auch als „Zitronenstrauch" bekannt, nicht zu verwechseln mit dem „Echten Eisenkraut" (Verbena officinalis), einer nicht duftenden Staudenpflanze. Es gibt noch Eisenkraut Grasse", das zusammen mit Lemongrass destilliert wird, außerdem das „Eisenkraut Anden"(ebenso Aloysia tryphilla). Dieses hat die gleiche Wirkung wie das oben beschriebene Eisenkraut.
Warnhinweise:	Keine bekannt.
Gewinnung:	Wasserdampfdestillation des Krautes Aus 1000 kg Kraut erhält man 1l Öl.
Vorkommen:	In Südamerika, Nordafrika und Südeuropa
Duft:	frisch, zitronig, leicht
Element:	Luft/ Wasser
Duftnote:	Kopfnote

Elemi (Canarium luzonicum)

Pflanzenfamilie:	Balsambaumgewächse (Burseracerae)
Wirkung körperlich:	Antibakteriell, entzündungshemmend, immunsystemstärkend, wundheilend, virenhemmend, hautregenerierend; zur Hautpflege, bei Hautverletzungen, Geschwüren, Furunkeln, Abszessen, Wundliegen, Verletzungen, Akne, Hautunreinheiten und Narben.
Wirkung seelisch:	Anregend, aktivierend, belebend, erfrischend, konzentrationsfördernd, vitalisierend; bei Erschöpfung, Jetlag, Müdigkeit, Mutlosigkeit und Schwäche.
Hintergrund:	Die Elemibäume können bis zu 30 Meter hoch werden. Aus ihnen wird das Harz zur Ölherstellung gewonnen.
Warnhinweise:	In Dosierungen von über 1% kann es zu Hautreizungen kommen.
Gewinnung:	Wasserdampfdestillation des Harzes
Vorkommen:	In den Tropen, vor allem auf den Philippinen
Duft:	harzig, süß
Element:	Luft
Duftnote:	Basisnote

Eukalyptus Cineol (Eucalyptus globulus)

Pflanzenfamilie:	Myrtengewächse (Myrtaceae)

Wirkung körperlich: Stark antibakteriell, schleimlösend, entzündungshemmend, virenhemmend, pilztötend (Haut-, Fuß-, Nagel- und Vaginalpilz), schmerzlindernd, fiebersenkend; bei Erkältungskrankheiten, Schnupfen, Husten, Hustenreiz, Heiserkeit,bei grippalem Infekt, Bronchitis, Ohrenentzündung und Ohrenschmerzen.

Wirkung seelisch: Anregend, aktivierend, belebend, erfrischend, konzentrationsfördernd, vitalisierend; bei Erschöpfung, Jetlag, Mattigkeit, Müdigkeit, Mutlosigkeit und Schwäche.

Hintergrund: Von den etwa 620 verschiedenen Eukalyptusarten verwendet man in der Aromatherapie meistens nur drei: Eukalyptus globulus, Eukalyptus radiata und Eukalyptus citriodora. Den Eukalyptus globulus gibt es mit verschiedenen Cineolgehalten.

Warnhinweise: Vorsicht: Bei Säuglingen und Kindern bis zu sechs Jahren kann bei äußerlicher Anwendung und beim Inhalieren ein Stimmritzenkrampf entstehen, bis hin zur Atemnot. Nicht für Personen mit spastischen Atemwegserkrankungen geeignet!

Gewinnung: Wasserdampfdestillation der Blätter
Aus 100 kg Blättern erhält man 1l Öl.

Vorkommen:	In Australien, seltener im Mittelmeerraum
Duft:	frisch, klar, kampferartig
Element:	Luft/ Feuer
Duftnote:	Kopfnote

Eukalyptus citriodora (Corymbia citriodora)

Pflanzenfamilie:	Myrtengewächse (Myrtaceae)
Wirkung körperlich:	Stark entzündungswidrig, stark antibakteriell, virenhemmend, pilztötend, schmerzstillend; bei Blasenentzündung, Sehnenscheidenentzündung, Muskelverspannung, Sportverletzungen, Gelenkschmerzen, Gelenkentzündungen, Arthrose, rheumatischen Beschwerden, Kreuzschmerzen und Hexenschuss.
Wirkung seelisch:	Konzentrationsfördernd, entspannend und beruhigend in geringer Dosierung; anregend, belebend, erfrischend in hoher Dosierung.
Hintergrund:	„Eukalyptus citriodora", auch Zitroneneukalyptus genannt, sollte nicht mit „Eukalyptus globulus" verwechselt werden, da beide unterschiedliche Wirkung haben.
Warnhinweise:	Bei Dosierungen von über 1% kann es zu Hautreizungen kommen.
Gewinnung:	Wasserdampfdestillation der Blätter Aus 65 -70 kg Blättern erhält man 1l Öl.
Vorkommen:	Vor allem in Australien und Brasilien, weniger im Mittelmeer
Duft:	frisch, zitrusartig, mild
Element:	Luft/ Feuer
Duftnote:	Kopfnote

Eukalyptus radiata (Eucalyptus radiata)

Pflanzenfamilie: Myrtengewächse (Myrtaceae)

Wirkung körperlich: Stark antibakteriell, virenhemmend, pilztötend (Haut-, Fuß-, Nagel- und Vaginalpilz), schleimlösend, pilzwirksam, entzündungshemmend, fiebersenkend, durchblutungsfördernd; bei Erkältungskrankheiten, Schnupfen, Husten, Heiserkeit, grippalem Infekt, Bronchitis, Ohrenentzündung, Ohrenschmerzen und Fieber.

Wirkung seelisch: Anregend, aktivierend, belebend, erfrischend, konzentrationsfördernd, vitalisierend; bei Erschöpfung, Jetlag, Mattigkeit, Müdigkeit, Mutlosigkeit und Schwäche.

Hintergrund: „Eukalyptus radiata" eignet sich besser für Kinder als „Eukalyptus globulus".

Warnhinweise: Wegen des hohen Cineolgehaltes nicht für Babys verwenden, auch nicht für Kinder mit spastische Atemwegserkrankungen!

Gewinnung: Wasserdampfdestillation der Blätter
Aus 50 kg Blättern erhält man 1l Öl.

Vorkommen: Vor allem in Australien,Brasilien; weniger im Mittelmeerraum
Duft: klar, frisch, krautig
Element: Luft/ Feuer
Duftnote: Kopfnote

Fenchel (Foeniculum vulgare)

Pflanzenfamilie: Doldengewächse (Apiaceae)

Wirkung körperlich: Antibakteriell, entzündungshemmend, leicht schleimlösend, schmerzstillend, östrogenähnlich, blähungswidrig, krampflösend, verdauungsfördernd, milchflussfördernd; bei Aphthen, Menstruationsstörungen, Verdauungsstörungen, Magen-Darm-Beschwerden, Magenschmerzen, Völlegefühl, Verstopfung, bei Erkältung, Atemwegserkrankungen, Schnupfen, Bronchitis, Asthma, Husten und Hustenreiz.

Wirkung seelisch: Sehr entspannend, ausgleichend, beruhigend, psychisch stärkend, nervenstärkend, stabilisierend, stimmungsaufhellend; bei Stress, Unruhe, Burn-Out-Syndrom, Ängsten, Nervosität, Schlafstörungen, depressiver Verstimmung, Winterdepression und Antriebslosigkeit.

Hintergrund: Fenchel ist eine der ältesten Heilpflanzen. Sie wurde nicht nur zum Heilen von Krankheiten verwendet, sondern auch zum Vertreiben von Geistern. Naturheilkundige wie Hildegard von Bingen oder Sebastian Kneipp schätzten die heilsame Wirkung dieser Pflanze über alles.

Warnhinweise: Keine bekannt

Gewinnung: Wasserdampfdestillation der Samen
Aus 50 kg Samen erhält man 1l Öl.

Vorkommen: In Südeuropa, Frankreich, Amerika
Duft: herb, süß, anisartig
Element: Erde/ Feuer
Duftnote: Kopf/Herznote

Fichtennadel (Picea obovata)

Pflanzenfamilie:	Kieferngewächse (Pinaceae)
Wirkung körperlich:	Antibakteriell, entzündungshemmend, krampflösend, immunstärkend, schleimlösend, schleimverdünnend, leicht durchblutungsfördernd, immunsystemstärkend; bei Erkältungskrankheiten, Schnupfen, Husten, Hustenreiz, Bronchitis, Infektion der oberen Atemwege, Muskelverspannungen, Muskelschmerzen, Sportverletzungen, bei Gelenkschmerzen, bei Gelenkentzündungen, Arthritis, Kreuzschmerzen, Hexenschuss und rheumatischen Beschwerden.
Wirkung seelisch:	Entspannend, kräftigend, klärend, energetisierend; bei psychischer Erschöpfung, geistiger Erschöpfung, Stress, Unruhe, nervöser Anspannung und Ängsten.
Hintergrund:	Die sibirische Fichte ist nicht zu verwechseln mit der Rotfichte.
Warnhinweise:	keine bekannt
Gewinnung:	Wasserdampfdestillation der Zweige Aus 100 kg Zweige erhält man 1l Öl.
Vorkommen:	In Europa und Sibirien
Duft:	frisch, waldig, würzig
Element:	Erde/ etwas Luft
Duftnote:	Kopf/Herznote

Frangipani (Plumeria acutifolia)

Pflanzenfamilie:	Hundsgiftgewächse (Apocynaceae)
Wirkung körperlich:	Schmerzlindernd, pilztötend(Haut-, Fuß- und Vaginalpilz), hautpflegend, nervensystementspannend;
Wirkung seelisch:	Entspannend, ausgleichend, inspirierend, sexuell anregend, erotisierend, beruhigend, psychisch stärkend, stimmungser-hellend; bei Stress, Unruhe, Burn-Out-Syndrom, Ängsten, Nervosität und depressiver Verstimmung.
Hintergrund:	Dieses ätherische Öl ist ein Absolue, also eine Hexanextraktion. Meist ist das teure Öl nur verdünnt mit Alkohol erhältlich. Die Blüte gilt auch als Tempel- oder Opferblume und ist auch unter dem Namen Tempelbaum oder Wachsblume bekannt.
Warnhinweise:	keine bekannt
Gewinnung:	Hexanextraktion der Blüten
Vorkommen:	Vor allem in Indien
Duft:	exotisch, süß, blumig, schwer
Element:	Wasser
Duftnote:	Herznote

Galbanum (Ferula galbaniflua)

Pflanzenfamilie:	Doldengewächse (Apiaceae)
Wirkung körperlich:	Antibakteriell, entzündungshemmend, virenhemmend, krampflösend, schleimlösend, verdauungsfördernd, blähungswidrig, wundheilend, hautregenerierend, schmerzstillend; bei Verletzungen, Akne, Hautunreinheiten, Narben, Wundliegen, Abszessen, Furunkeln, Geschwüren, bei Magenverstimmung, Unwohlsein, Übelkeit, Erbrechen, Magen-Darm-Beschwerden, Bauchschmerzen, Verdauungsbeschwerden, Durchfall, bei Muskelverspannungen, Sportverletzungen, Gelenkschmerzen, Gelenkentzündungen, Arthrose, rheumatischen Beschwerden, bei Erkältungskrankheiten, grippalem Infekt, Schnupfen, Stirn-und Nebenhöhlenentzündung, Bronchitis, Husten, Ohrenschmerzen und Heiserkeit.
Wirkung seelisch:	Ausgleichend, entspannend, beruhigend, psychisch stärkend, stimmungsaufhellend, kräftigend; bei Stress, Unruhe, Burn-Out-Syndrom, Ängsten, Nervosität und depressiver Verstimmung.
Hintergrund:	Galbanum ist ein Harz, das aus einer bis zu zwei Meter hohen Staude gewonnen wird. Man verwendet es auch gerne als Fixativ in Parfums.
Warnhinweise:	Keine bekannrt
Gewinnung:	Wasserdampfdestillation des Harzes Aus 5 kg Harz erhält man 1l Extrakt.
Vorkommen:	Vorwiegend im Irak, Iran und in Afghanistan
Duft:	warm, würzig, balsamisch, harzig
Element:	Erde/ Feuer
Duftnote:	Kopf/Herznote

Geranie (Pelargonium graveolens)

(siehe Rosengeranie)

Grapefruit (Citrus paradisi)

Pflanzenfamilie: Rautengewächse (Rutaceae)

Wirkung körperlich: Hautstraffend, adstringierend, desinfizierend, entstauend, leicht entwässernd, immunsystemstärkend, stoffwechselfördernd, fiebersenkend, krampflösend, hautstoffwechselanregend; bei krampfartigem Husten, Hustenreiz, bei Unwohlsein, Übelkeit, Kopfschmerzen, leichter Migräne, Schwangerschaftsübelkeit, Zellulite, Bindegewebsschwäche und Venenleiden.

Wirkung seelisch: Stimmungsaufhellend, motivierend, aktivierend, sanft anregend, konzentrationsfördernd; bei Erschöpfung, Niedergeschlagenheit, bei Stimmungsschwankungen, Ängsten, depressiver Verstimmung; gibt gute Laune und Selbstvertrauen.

Hintergrund: Die Haltbarkeit ist bei den meisten Zitrusölen eher gering, da sie empfindlich auf Sauerstoff reagieren. Nach dem Öffnen der Flasche hält das Grapefruitöl ca. 1 Jahr.

Warnhinweise: Erhöht leicht die Lichtempfindlichkeit der Haut. Kann Hautreizungen hervorrufen.

Gewinnung: Kaltpressung der Fruchtschalen
Aus 200 kg Fruchtschale erhält man 1l Öl.

Vorkommen: Im Mittelmeergebiet, in Nord- und Südamerika und in Asien
Duft: spritzig, frisch, fruchtig
Element: Luft/ Luft
Duftnote: Kopfnote

Ho- Blätter (Cinnamomum camphora)

Pflanzenfamilie:	Lorbeergewächse (Lauraceae)
Wirkung körperlich:	Antibakteriell, virenhemmend, pilztötend (Haut-, Fuß-, Nagel- und Vaginalpilz), hautpflegend, hautregenerierend, immunsystemstärkend, fiebersenkend; bei Infektionen der Atemwege (besonders bei Kindern), Erkältungskrankheiten, grippalem Infekt, Schnupfen, Stirn-und Nebenhöhlenentzündungen, Bronchialerkrankungen, Husten, Hustenreiz, Ohrenschmerzen, Gliederschmerzen, Heiserkeit, allgemeinen Verletzungen, Akne, Hautunreinheiten, Narben, Wundliegen und Windeldermatitis.
Wirkung seelisch:	Ausgleichend, entspannend, beruhigend, psychisch stärkend, sanft aufrichtend, stimmungsaufhellend; bei Stress, Unruhe, Burn-Out-Syndrom, Ängsten, Nervosität, Schlafstörungen und depressiver Verstimmung.
Hintergrund:	Der kampferartige Baum, aus dessen Blätter das ätherische Öl gewonnen wird, ist in China beheimatet. Er gilt dort als Symbol für Ruhe und Harmonie.
Warnhinweise:	keine bekannt
Gewinnung:	Wasserdampfdestillation der Blätter
Vorkommen:	Vor allem in Südostasien
Duft:	weich, fein holzig, rosenartig
Element:	Erde
Duftnote:	Herz/Basisnote

Honigwabe (Mel von Apis mellifica)

Herkunft:	Bienenwachs/ Honigwabe
Wirkung körperlich:	Hautregenerierend, hautpflegend, leicht durchblutungsfördernd, entzündungshemmend; erwärmt den Körper, unterstützend bei Erkältungskrankheiten, hilft bei Akne und Hautunreinheiten.
Wirkung seelisch:	Beruhigend, entspannend, psychisch stärkend, harmonisierend; bei Schlafstörungen, Stress, Unruhe, Angst, Nervosität und nervöser Anspannung.
Hintergrund:	Honigwabenessenz wird meist für Duftmischungen verwendet.
Warnhinweise:	keine bekannt
Gewinnung:	Alkoholextraktion der Waben Aus 800 - 850 kg Waben erhält man 1l Essenz.
Vorkommen:	In Australien, Amerika, Europa, Afrika und Asien
Duft:	warm, süß, wachsig
Element:	Erde/ etwas Wasser
Duftnote:	Basisnote

Immortelle (Helichrysum italicum)

Pflanzenfamilie:	Korbblütler (Asteraceae)

Wirkung körperlich: Blutstillend, desinfizierend, virenhemmend, pilztötend (Hautpilz), hautregenerierend, hautpflegend, entzündungshemmend, krampflösend, gewebestraffend, harntreibend, schleimlösend, entstauend, durchblutungsfördernd, lymphflussanregend, gallenflussanregend; bei Allergien, schwachem Bindegewebe, bei Durchblutungsstörungen, Blutergüssen, stumpfen und offenen Verletzungen, Verbrennungen, Narben, Neurodermitis, bei Akne, Hautekzemen, Arthritis, Gelenkentzündung, Venenleiden, bei Thrombose, Schnupfen, Husten und Keuchhusten.

Wirkung seelisch: Ausgleichend, beruhigend, entspannend, psychisch stärkend, aufbauend, meditationsunterstützend; bei seelischen Verletzungen, Trauma, Schock, Stress, Unruhe, nervöser Anspannung, Nervosität und Angst.

Hintergrund: Die Immortelle ist auch unter dem Namen Strohblume bekannt. Das ätherische Öl ist eine beliebte Komponente in Parfums.

Warnhinweise: keine bekannt

Gewinnung: Wasserdampfdestillation des Krautes
Aus 75 - 80 kg Kraut erhält man 1l Öl.

Vorkommen: Vorwiegend im Mittelmeerraum
Duft: herb-süß, krautig, warm
Element: Erde/ Feuer
Duftnote: Herz/Basisnote

Ingwer (Zingiber officinale)

Pflanzenfamilie: Ingwergewächse (Zingiberaceae)

Wirkung körperlich: Desinfizierend, entzündungshemmend, immunsystemstärkend, virenhemmend, verdauungsanregend, schmerzlindernd, hautpflegend, hautregenerierend, durchblutungsfördernd, erwärmend, entzündungshemmend, fiebersenkend, blähungswidrig; bei Magen-Darmstörungen, Bauchschmerzen, Übelkeit, Zahnschmerzen, Muskelschmerzen, rheumatischen Beschwerden, Unterkühlung, Husten, Hustenreiz und bei Bronchitis.

Wirkung seelisch: Ausgleichend, seelisch stabilisierend, aufbauend, sexuell anregend, allgemein stärkend, stimmungsaufhellend; bei psychosomatisch bedingten Beschwerden, Stimmungsschwankungen, Stress und Ängsten.

Hintergrund: Ingwer zählt mit zu den ältesten Heilmitteln der Welt. Er war schon vor 3000 Jahren bei den Chinesen bekannt. Bei den Seefahrern galt er als Mittel gegen Übelkeit, was sich bis heute bewährt hat. Auch in der Küche wird Ingwer als beliebte Gewürzbeigabe verwendet.

Warnhinweise: keine bekannt

Gewinnung: Wasserdampfdestillation der Wurzeln
Aus 25 kg Wurzeln erhält man 1l Öl.

Vorkommen: In Südostasien, Südafrika und Amerika
Duft: feurig, scharf, würzig
Element: Feuer/ Feuer
Duftnote: Herznote

Iris (Iris florentina)

Pflanzenfamilie: Schwertliliengewächse (Iridaceae)

Wirkung körperlich: Schleimlösend, hautregenerierend, schmerzstillend, wundheilend; bei Verletzungen, Akne, Hautunreinheiten, Narben, Erkältungskrankheiten, grippalem Infekt, Schnupfen, Stirn- und Nebenhöhlenentzündung, Bronchialkrankheiten, Husten, Hustenreiz und Asthma.

Wirkung seelisch: Ausgleichend, entspannend, beruhigend, psychisch stärkend, stimmungsaufhellend; bei Stress, Unruhe, Burn-Out-Syndrom, Ängsten, Nervosität, Schlafstörungen, depressiver Verstimmung, Trauma; für die Sterbebegleitung, bei Trauer, Trennungsschmerz und Mutlosigkeit.

Hintergrund: Diese Blume wurde nach der griechischen Göttin Iris benannt, der Göttin des Regenbogens. An diesen erinnert uns die farbige Vielfalt der Pflanze. Iris ist ein teures, wertvolles Öl, das innerhalb der Aromatherapie vor allem im psychischen Bereich eingesetzt wird. Auch in Parfums wird diese Kostbarkeit manchmal verwendet.

Warnhinweise: keine bekannt

Gewinnung: Wasserdampfdestillation der Wurzeln, der „Rhizome" Aus 700 kg Wurzeln erhält man 1l Öl.

Vorkommen: In ganz Europa
Duft: veilchenartig, mild, zart
Element: Wasser/ etwas Erde/ Luft
Duftnote: Herznote

Jasmin (Jasminum grandiflorum)

Pflanzenfamilie:	Oleandergewächse (Oleaceae)
Wirkung körperlich:	Krampflösend, menstruationsfördernd, schmerzstillend, blutdrucksenkend, wehenfördernd; bei Schmerzen im Genitalbereich, Menstruationsbeschwerden, Wechseljahrbeschwerden; geeignet zur Geburtsvorbereitung und bei der Geburt.
Wirkung seelisch:	Stimmungsaufhellend, beruhigend, entspannend, ausgleichend, sexuell anregend; bei Phobien, Stress, Unruhe, Burn-Out-Syndrom, Nervosität, Ängsten, depressiver Verstimmung und Wochenbettdepression.
Hintergrund:	„Der Duft der Königin" wird Jasmin in manchen Ländern genannt. Das Öl hat eine sehr sinnliche, erotische Wirkung und ist vor allem bei Frauen sehr beliebt. Als Absolue ist Jasmin ein kostbares (teures) ätherisches Öl.
Warnhinweise:	Keine bekannt
Gewinnung:	Hexanextraktion der Blüten Aus 1500 kg Blüten erhält man 1l Öl.
Vorkommen:	Im Mittelmeerraum, Asien
Duft:	betörend, blumig, sinnlich
Element:	Wasser/ etwas Erde
Duftnote:	Herznote

Johanniskraut (Hypericum perforatum)

Pflanzenfamilie:	Johanniskrautgewächse (Hypericaceae)
Wirkung körperlich:	Antibakteriell, stark entzündungshemmend, virenhemmend, schmerzlindernd, hormonhaushaltsregulierend; bei Muskelverspannungen, Muskelschmerzen, Muskelkater, Sportverletzungen, Gelenkschmerzen, Gelenkentzündungen, Arthrose, rheumatischen Beschwerden, bei Menstruations- und Wechseljahrsbeschwerden, bei nervös bedingten körperlichen Beschwerden, Kopfschmerzen und Migräne.
Wirkung seelisch:	Stark antidepressiv, nervenstärkend, beruhigend, ausgleichend; bei Stress, Burn-Out-Syndrom, Schock, Trauma, Unruhe, Schlafstörungen, depressiver Verstimmung, Angstzuständen und Phobien.
Hintergrund:	Wie im Volksmund, so auch in der Medizin, heißt es, dass Johanniskraut Licht in die Seele bringt und die Nerven stärkt. Allerdings ist das Johanniskrautöl meist nur als Trägeröl bzw. fettes Öl (Mazerat) für die Hautpflege bekannt. Es gewinnt jedoch auch immer mehr an Bedeutung als ätherisches Öl.
Warnhinweise:	Kann hautreizend sein
Gewinnung:	Wasserdampfdestillation des blühenden Krautes
Vorkommen:	In Europa und Vorderasien
Duft:	heuartig, warm
Element:	Wasser
Duftnote:	Herznote

Kakaoextrakt (Theobroma cacao)

Pflanzenfamilie: Sterkulinengewächse (Sterculianceae)

Wirkung körperlich: Erwärmend, appetitanregend; bei Muskelverspannungen, Muskelkater, Muskelschmerzen, Sportverletzungen, Gelenkschmerzen, Kreuzschmerzen und rheumatischen Beschwerden.

Wirkung seelisch: Antidepressiv, sanft einhüllend, nervenstärkend, beruhigend, ausgleichend; bei Stress, Burn-Out-Syndrom, Schock, Trauma, Unruhe, Schlafstörungen, depressiver Verstimmung, Angstzuständen und Phobien.

Hintergrund: Das ätherische Öl findet oft Anwendung in der Aromaküche

Warnhinweise: keine bekannt

Gewinnung: Alkoholextraktion der Früchte
Aus 13 kg Früchten erhält man 1l Öl.

Vorkommen: In Südamerika und Afrika
Duft: warm, vanilleartig, aromatisch
Element: Erde/ Wasser
Duftnote: Kopf/Herznote

Kamille blau (Chamomilla recutita)

Pflanzenfamilie:	Korbblütler (Asteraceae)
Wirkung körperlich:	Antibakteriell, entzündungshemmend, pilztötend (Hautpilz), antiallergisch, krampflösend, schmerzlindernd, hautpflegend, hautregenerierend, juckreizstillend, verdauungsfördernd, appetitanregend; bei Akne, Ekzemen, Verbrennungen, bei wundem Popo, Windeldermatitis, für die Säuglingspflege, zur Wundheilung, Narbenpflege, bei Geschwüren, Allergien, Neurodermitis, Venenleiden, Krampfadern, Hämorrhoiden, Magen-Darm-Beschwerden, Bauchschmerzen, Durchfall, Erbrechen, Übelkeit und Aphthen.
Wirkung seelisch:	Entspannend, beruhigend, psychisch aufbauend, ausgleichend; bei Stress, Erschöpfung, Unruhe, Nervosität, Schwäche, Ängsten und Schlafstörungen.
Hintergrund:	Die „Kamille blau" ist auch bekannt unter dem Namen „Deutsche Kamille" oder „Echte Kamille". Die blaue Färbung des Öls ist auf den Inhaltsstoff Azulen zurückzuführen, den man auch im Schafgarbenöl findet. Dieser Stoff wirkt stark entzündungshemmend, deswegen sollte man „Kamille blau" nicht mit der „Kamille römisch"oder der „Kamille marokkanisch" verwechseln.
Warnhinweise:	Kamillenöl gilt in der Homöopathie als Antidot. Praktische Erfahrungen konnten dies bis jetzt allerdings nicht bestätigen.
Gewinnung:	Wasserdampfdestillation der Blüten Aus 500 kg Blüten erhält man 1l Öl.
Vorkommen: Duft: Element: Duftnote:	In Europa, Vorder- und Mittelasien krautig, warm, umhüllend Wasser/ etwas Feuer Herznote

Kamille römisch (Chamaemelum nobile)

Pflanzenfamilie: Korbblütler (Asteraceae)

Wirkung körperlich: Krampflösend, entzündungshemmend, schmerzlindernd, hautpflegend, hautregenerierend, wundheilend, verdauungsfördernd; bei Entzündungen, Aphthen, Krämpfen, Magen-Darm-Beschwerden, Magendrücken, Völlegefühl, Bauchsschmerzen, stressbedingten Kopfschmerzen, Migräne und Verletzungen.

Wirkung seelisch: Stark beruhigend, entspannend, stresslösend, antidepressiv, harmonisierend; bei Ängsten, Schock, starker Unruhe, Schlafstörungen, Nervosität, depressiver Verstimmung, Burn-out-Syndrom, nervös bedingten Beschwerden.

Hintergrund: „Kamille römisch" ist auch unter dem Namen „Englische Kamille" oder „Mutterkraut" bekannt.

Warnhinweise: In einzelnen Fällen wurden Kontaktallergien beobachtet.

Gewinnung: Wasserdampfdestillation der Blüten
Aus 170 kg Blüten erhält man 1l Öl.

Vorkommen: In Europa, Vorder- und Mittelasien

Duft: fein, blumig, süß, leicht frisch
Element: Wasser/ Feuer
Duftnote: Herznote

Kamille marokkanisch (Ormenis multicaulis)

Pflanzenfamilie:	Korbblütler (Asteraceae)
Wirkung körperlich:	Antibakteriell, pilztötend bei Hautpilz, Fußpilz, Nagelpilz und Vaginalpilz.
Wirkung seelisch:	Ausgleichend, entspannend, beruhigend, psychisch stärkend, stimmungsaufhellend, antidepressiv, sexuell anregend, bei Stress, Unruhe, Burn-Out-Syndrom, Ängsten, Nervosität, Schlafstörungen und depressiver Verstimmung.

Die drei hier beschriebenen Kamillenarten- „Kamille blau", „Kamille römisch" und „Kamille marokkanisch" unterscheiden sich stark in ihren Inhaltstoffen und Wirkungsweisen. Darauf sollte unbedingt geachtet werden.

Hintergrund:	Im Gegensatz zur „Kamille römisch" und „Kamille blau" wird bei der „Kamille marokkanisch" das Kraut statt der Blüten destilliert.
Warnhinweise:	keine bekannt
Gewinnung:	Wasserdampfdestillation des Krautes Aus 200 kg Kraut erhält man 1l Öl.
Vorkommen:	Im Mittelmeerraum, in Vorder- und Mittelasien
Duft:	warm, krautig
Element:	Wasser/ etwas Feuer
Duftnote:	Herznote

Kampfer (Cinnamomum camphora)

Pflanzenfamilie:	Lorbeergewächse (Lauraceae)
Wirkung körperlich:	Antibakteriell, virenhemmend, schleimlösend, fiebersenkend, schmerzstillend, durchblutungsfördernd, blutdrucksteigernd; bei Erkältungskrankheiten, grippalem Infekt, Schnupfen, Stirn- und Nebenhöhlenentzündung, Bronchialbeschwerden, Ohrenschmerzen, Gliederschmerzen, Heiserkeit, Muskelverspannung, Muskelschmerzen, Muskelkater, Sportverletzungen, Gelenkschmerzen, Gelenkentzündung, Arthrose und bei rheumatischen Beschwerden.
Wirkung seelisch:	Stark anregend, aktivierend, belebend, erfrischend, konzentrationsfördernd, vitalisierend; bei Erschöpfung, Jetlag, Müdigkeit, Mutlosigkeit und allgemeiner Schwäche.
Hintergrund:	Kampfer zählt mit zu den ältesten Heilmitteln der Welt. Der Inhaltsstoff Kampfer bildet sich erst in Bäumen, die älter als 50 Jahre alt sind.
Warnhinweise:	Nicht für Babys und Kinder, Schwangere und Epileptiker geeignet. Kampfer gilt als Antidot in der Homöopathie.
Gewinnung:	Wasserdampfdestillation des Holzes Aus 40 kg Holz erhält man 1l Öl.
Vorkommen:	In Südostasien
Duft:	klar, frisch, eukalyptusartig
Element:	Feuer/ Luft
Duftnote:	Kopfnote

Karottensamen (Daucus carota)

Pflanzenfamilie:	Doldengewächse (Apiaceae)
Wirkung körperlich:	Entzündungshemmend, hautregenerierend, schmerzstillend, lymphflussanregend, stoffwechselfördernd, wundheilend, verdauungsfördernd, blähungswidrig, blutdrucksenkend, blutbildend, hormonhaushaltsregulierend, milchbildungsanregend; hilft bei Verletzungen, Verbrennungen, Sonnenbrand, Schuppenflechte, Akne, Hautunreinheiten, Hautentzündungen, Geschwüren, Ekzemen, Furunkeln, Abszessen, Windeldermatitis; zur Venenpflege, bei Venenentzündung, Ödemen, Besenreisern, bei Magenverstimmung, Unwohlsein, Übelkeit, Erbrechen, Magen-Darm-Beschwerden, Bauchschmerzen, Menstruations- und Wechseljahrsbeschwerden.
Wirkung seelisch:	Ausgleichend, entspannend, beruhigend, psychisch stärkend, stimmungsaufhellend, antidepressiv; bei Stress, Unruhe, Burn-Out-Syndrom, Ängsten, Nervosität und Schlafstörungen.
Hintergrund:	Ist auch zur Hautpflege für kleinere Kinder geeignet.
Warnhinweise:	keine bekannt
Gewinnung:	Wasserdampfdestillation der Samen Aus 65- 100 kg Samen erhält man 1l Öl.
Vorkommen:	In Europa, Nordamerika und Zentralasien
Duft:	warm, erdig, aromatisch
Element:	Erde/ etwas Wasser
Duftnote:	Basisnote

Kiefernnadel (Pinus silvestris)

Pflanzenfamilie:	Kieferngewächse (Pinaceae)
Wirkung körperlich:	Raumluftreinigend, antibakteriell, entzündungshemmend, schmerzstillend, entkrampfend, durchblutungsfördernd, blutdrucksteigernd, lymphentstauend, desodorierend; bei grippalem Infekt, Schnupfen, allergischem Schnupfen, Heuschnupfen, Stirn- und Nebenhöhlenentzündung, Bronchialbeschwerden, Husten, Hustenreiz, Asthma, Muskelverspannungen, Muskelschmerzen, Muskelkater, Sportverletzungen, Gelenkschmerzen, Arthrose und rheumatischen Beschwerden.
Wirkung seelisch:	Anregend, aktivierend, belebend, erfrischend, konzentrationsfördernd, vitalisierend; bei Erschöpfung, Jetlag, Müdigkeit, Mutlosigkeit und allgemeiner Schwäche.
Hintergrund:	In der Duftlampe verwendet, reinigt das Kiefernnadelöl die Wohnraumluft und vertreibt unangenehme Gerüche. Oft findet man dieses Öl auch in Saunaaufguss- und Inhalationsmischungen, um Erkältungskrankheiten vorzubeugen.
Warnhinweise:	keine bekannt
Gewinnung:	Wasserdampfdestillation der Zweige
Vorkommen:	In Europa, Nordamerika und Sibirien
Duft:	frisch, harzig, waldig
Element:	Erde
Duftnote:	Kopf/Herznote

Koriandersamen (Coriandrum sativum)

Pflanzenfamilie:	Doldengewächse(Apiaceae)
Wirkung körperlich:	Antibakteriell, virenhemmend, pilztötend, krampflösend, entzündungshemmend, verdauungsfördernd, schmerzlindernd, hautpflegend, hautregenerierend; bei Blähungen, Verdauungsstörungen, Magen- Darmbeschwerden, bei Appetitlosigkeit, Magenkrämpfen, Bauchschmerzen, Verstopfung, bakterieller Angina, Bronchitis und Wundliegen.
Wirkung seelisch:	Ausgleichend, entspannend, beruhigend, psychisch stärkend, nervenstärkend, stabilisierend, stimmungsaufhellend, antidepressiv, schlaffördernd, konzentrationsfördernd; bei Stress, Unruhe, Burn-Out-Syndrom, Ängsten, Nervosität, Schlafstörungen und Antriebslosigkeit.
Hintergrund:	Es gibt auch noch ein ätherisches Öl aus Korianderblättern. Körperlich wirkt dieses nicht so stark,riecht etwas frischer und exotischer als das Koriandersamenöl und wird zu den Kopfnoten gezählt.
Warnhinweise:	Bei Koriandersamenöl allgemein keine bekannt. Korianderblätteröl kann allerdings bei Überdosierung zu Hautreizungen führen.
Gewinnung:	Wasserdampfdestillation der Samen Aus 100 kg Samen erhält man 1l Öl.
Vorkommen:	Vorwiegend in Europa
Duft:	würzig, warm, aromatisch
Element:	Erde/ Feuer
Duftnote:	Kopf/Herznote

Kreuzkümmel (Cuminum cyminum)

Pflanzenfamilie: Doldengewächse (Apiaceae)

Wirkung körperlich: Stark entblähend, krampflösend, stark verdauungsfördernd, schmerzstillend, antibakteriell, pilztötend, entzündungshemmend, durchblutungsfördernd, erwärmend, milchflussfördernd; bei Magen-Darm- Beschwerden, Magendrücken, Bauchschmerzen, Schwindelgefühl, Muskelverspannung, Muskelschmerzen, Muskelkrämpfen, Sportverletzungen, Menstruationsstörungen, Menstruations- und Wechseljahrsbeschwerden.

Wirkung seelisch: Entspannend, beruhigend, schlaffördernd, sexuell anregend; bei Unruhe, Stress, Stimmungsschwankungen und Nervosität.

Hintergrund: Kreuzkümmel ist vor allem als Gewürz bekannt. Das Kreuzkümmelöl ist nicht mit dem Kümmelöl zu verwechseln. Dieses stammt von einer anderen Pflanze mit anderer Wirkung.

Warnhinweise: Keine bekannt

Gewinnung: Wasserdampfdestillation der Samen
Aus 30 - 35 kg Samen erhält man 1l Öl.

Vorkommen: In Ägypten, Asien, Nord- und Südamerika und in der Türkei
Duft: würzig, warm, orientalisch
Element: Erde/ Feuer
Duftnote: Herznote

Latschenkiefer (Pinus mugo)

Pflanzenfamilie: Kieferngewächse (Pinaceae)

Wirkung körperlich: Raumluftreinigend, entzündungshemmend, schmerzstillend, krampflösend, immunsystemstärkend, atmungsvertiefend; bei Erkältungskrankheiten, Husten, Bronchitis, Schnupfen, Gelenkentzündungen, rheumatischen Beschwerden, Gicht, Allergien, allergischem Schnupfen, Heuschnupfen, Muskelschmerzen und Sportverletzungen.

Wirkung seelisch: Sanft anregend, aktivierend, belebend, erfrischend, konzentrationsfördernd, vitalisierend, regenerierend; bei Erschöpfung, Jetlag, Müdigkeit, Mutlosigkeit, allgemeiner Schwäche, depressiver Verstimmung, Unruhe und Stress.

Hintergrund: Die „grüne Lunge" werden Kiefern oft genannt. Sie eignen sich hervorragend zur Raumluftreinigung in der Küche oder verrauchten Räumen. Meist stammt das ätherische Öl aus Wildsammlung. Das steigert den therapeutischen Wert des Öls.

Warnhinweise: Keine bekannt

Gewinnung: Wasserdampfdestillation der Zweige
Aus 100 kg Zweigen erhält man 1l Öl.

Vorkommen: In Europa und Sibirien
Duft: waldig, harzig, frisch
Element: Erde/ etwas Luft
Duftnote: Kopf/Herznote

Lavandin (Lavandula hybrida)

Pflanzenfamilie:	Lippenblütler (Limiaceae)
Wirkung körperlich:	Antibakteriell, virenhemmend, pilztötend, schmerzstillend, juckreizstillend, entzündungshemmend, krampflösend, wundheilend, hautpflegend, blutdruckregulierend, immunsystemstärkend; bei Neurodermitis, Geschwüren, Abszessen, Aphthen, Muskelkrämpfen und Muskelkater.
Wirkung seelisch:	Ausgleichend, sanft entspannend, vitalisierend, sanft anregend, nervenstärkend; Bei nervös bedingten Beschwerden, Nervosität, Unruhe, Stress, Schwäche.
Hintergrund:	Es gibt mehrere Lavendelarten. Dieser Lavendel ist eine Kreuzung aus dem „Berglavendel" (Lavandula angustifolia) und dem „Speiklavendel" (Lavandula latifolia). „Der Berglavendel" wächst in Höhen von 700 m bis 1500 m in der Haute Provence, der „Speiklavendel" wächst zwischen 300 m und 500 m. An den Südhängen dieser beiden Sorten wächst der „Lavandin", auch „Lavandin Super" genannt.
Warnhinweise:	keine bekannt
Gewinnung:	Wasserdampfdestillation der Rispen Aus 25 kg Rispen erhält man 1l Öl.
Vorkommen:	In Europa, vorwiegend in Frankreich und Italien, aber auch in Argentinien und Tasmanien.
Duft:	frisch, krautig, klar
Element:	Luft/ Luft
Duftnote:	Herznote

Lavendel (Lavandula angustifolia)

Pflanzenfamilie:	Lippenblütler (Limiaceae)
Wirkung körperlich:	Krampflösend, entzündungshemmend, antibakteriell, virenhemmend, pilztötend, schmerzstillend, juckreizstillend, hautpflegend, wundheilend, fiebersenkend, immunsystemstärkend, blutdruckregulierend; bei Krämpfen, Nervenentzündungen, Gelenkentzündungen, Blasenentzündung, Verbrennungen, Sonnenbrand, Juckreiz, Hämorrhoiden; zur Narbenpflege, Dammmassage, bei Asthma, Herpes, Gürtelrose, Windpocken, Geschwüren, Ekzemen, Akne, Neurodermitis, Abszessen, Aphthen, Erkältungskrankheiten, Bronchitis, Husten, Ohrenschmerzen und Venenleiden.
Wirkung seelisch:	Ausgleichend, entspannend, stimmungsaufhellend, schlaffördernd, antidepressiv; bei Stress, Burn-Out-Syndrom, Unruhe, Nervosität, nervöser Anspannung, Erschöpfung und Ängsten.
Hintergrund:	Man unterscheidet beim „Lavandula angustifolia" zwischen dem „Lavendel extra" und dem „Lavendel fein". Beider Botanik ist gleich, auch in ihrer Wirkung unterscheiden sie sich kaum. Der „Lavendel extra" ist der wilde Berglavendel, der „Lavendel fein" die kultivierte Form. Für therapeutische Maßnahmen empfiehlt es sich, den „Lavendel extra"zu verwenden. Achtung: In der Pharmazie wird der „Lavandula angustifolia" auch manchmal als „Lavandula officinalis" bezeichnet.
Warnhinweise:	keine bekannt
Gewinnung:	Wasserdampfdestillation der Rispen Lavendel extra : Aus 100 kg Rispen erhält man 1l Öl. Lavendel fein: Aus 200 kg Rispen erhält man 1l Öl.
Vorkommen:	In Europa, vorwiegend in Frankreich und Italien, aber auch in Argentinien und Tasmanien.
Duft:	frisch, blumig, krautig
Element:	Luft/ etwas Wasser
Duftnote:	Herznote

Lavendelsalbei (Salvia lavandulifolia)

Pflanzenfamilie:	Lippenblütler (Limiaceae)
Wirkung körperlich:	Antibakteriell, schleimlösend, schmerzstillend; bei Erkältungskrankheiten, grippalem Infekt, Gliederschmerzen, Schnupfen, Stirn-und Nebenhöhlenentzündung, Bronchialkrankheiten, Husten, Hustenreiz, Kopfschmerzen, Migräne, Muskelverspannung, Muskelschmerzen, Sportverletzungen, Gelenkschmerzen, Gelenkentzündung, Arthrose und bei rheumatischen Beschwerden.
Wirkung seelisch:	Ausgleichend, entspannend, beruhigend, psychisch stärkend, stimmungsaufhellend, antidepressiv; bei Stress, Unruhe, Burn-Out-Syndrom, Ängsten, Nervosität und Schlafstörungen.
Hintergrund:	Ist auch unter dem Namen „Spanischer Salbei" bekannt.
Warnhinweise:	keine bekannt
Gewinnung:	Wasserdampfdestillation des Krautes
Vorkommen:	In Europa, vorwiegend in Frankreich und Italien, aber auch in Argentinien und Tasmanien.
Duft:	frisch, krautig, mild- kampfrig
Element:	Luft
Duftnote:	Kopfnote

Lemongrass (Cymbopogon flexuosus)

Pflanzenfamilie:	Süßgräser (Poaceae)
Wirkung körperlich:	Antibakteriell, antiviral, pilztötend, verdauungsfördernd, immunsystemstärkend, gefäßerweiternd, entzündungshemmend; bei Infektanfälligkeit, Erkältungskrankheiten, grippalem Infekt, Fieber, Venenbeschwerden, Zellulite, Lymphstau, Magen-Darm-Störungen, Bauchschmerzen, Verstopfung, Kopfschmerzen und zur Insektenabwehr.
Wirkung seelisch:	Entspannend, leicht erfrischend, nervensystemstärkend, geistig anregend, konzentrationsfördernd; bei Unruhe, Stress und dazugehörigen Beschwerden, Nervosität, depressiver Verstimmung und geistigen Erschöpfungszuständen.
Hintergrund:	Lemongrass wird wegen seines hohen Citralgehalts gerne zur Parfum- und Kosmetikherstellung verwendet.
Warnhinweise:	Bei sensibler, trockener und gestresster Haut, auch bei Baby- und Kleinkinderhaut kann Lemongrass zu Irritationen führen.
Gewinnung:	Wasserdampfdestillation der Gräser Aus 100 kg Gräser erhält man 1l Öl.
Vorkommen: Duft: Element: Duftnote:	In Südostasien, Afrika, Mittel- und Südamerika zitrusartig, frisch, kühl Luft/ etwas Feuer Kopfnote

Limette (Citrus aurantifolia)

Pflanzenfamilie: Rautengewächse (Rutaceae)

Wirkung körperlich: Raumluftdesinfizierend, krampflösend, entzündungshemmend, verdauungsfördernd, fiebersenkend, immunsystemstärkend, durchblutungsfördernd, blutdrucksteigernd, stoffwechselfördernd; bei Krämpfen, Fieber, Bindegewebsschwäche, Zellulite, Unwohlsein, Übelkeit, Erbrechen und Aphten.

Wirkung seelisch: Stimmungsaufhellend, aufmunternd, anregend, aktivierend, konzentrationsfördernd; bei geistiger Erschöpfung, nervös bedingten Beschwerden und Antriebsschwäche.

Hintergrund: Limette ist vor allem ein beliebter Duft in Duschgels, Körperölen und Deodorants. Auch in der Küche wird Limette zum Aromatisieren von Süßspeisen, Limonaden oder Drinks verwendet. Ebenso ist sie ein aromatischer Bestandteil der traditionellen mexikanischen Avocadocreme.

Warnhinweise: Erhöht die Lichtempfindlichkeit der Haut. Kann Hautreizungen hervorrufen.

Gewinnung: Kaltpressung der Fruchtschalen
Aus 50 kg Fruchtschalen erhält man 1l Öl.

Vorkommen: Im Mittelmeergebiet, Asien, Nord- und Südamerika
Duft: spritzig, frisch, fruchtig
Element: Luft/ etwas Erde
Duftnote: Kopfnote

Linaloeholz (Bursera delpechiana)

Pflanzenfamilie:	Balsambaumgewächse (Burseraceae)
Wirkung körperlich:	Antibakteriell, virenhemmend, pilztötend (Haut-, Fuß-, Nagel- und Vaginalpilz), krampflösend, hautregenerierend, wundheilend, schmerzstillend, immunsystemstärkend; zur Hautpflege, bei Verletzungen, Muskelverspannungen, Akne, Hautunreinheiten, Narben, Geschwüren, Soor, Wundliegen und Windeldermatitis.
Wirkung seelisch:	Ausgleichend, entspannend, beruhigend, psychisch stärkend, stimmungsaufhellend, antidepressiv; bei Stress, Unruhe, Burn-Out-Syndrom, Ängsten, Nervosität, Prüfungsangst, Schlafstörungen.
Hintergrund:	Linaloeholz ist ein sehr gut verträgliches Öl, auch für Kinder geeignet.
Warnhinweise:	keine bekannt
Gewinnung:	Wasserdampfdestillation des Holzes

Vorkommen:	Vorwiegend in Südamerika
Duft:	warm, holzig, rosenartig
Element:	Erde
Duftnote:	Herz/Basisnote

Litsea (Litsea cubeba)

Pflanzenfamilie:	Lorbeergewächse (Lauraceae)
Wirkung körperlich:	Antibakteriell, stark entzündungshemmend, virenhemmend, pilztötend, immunsystemstärkend, leicht verdauungsfördernd, durchblutungsfördernd, entkrampfend, entstauend; bei Herpes, Lippenbläschen, Aphthen, Venenbeschwerden, Magen-Darm-Beschwerden und Verstopfung.
Wirkung seelisch:	Entspannend, wirkt beruhigend auf das Zentrale Nervensystem, in hoher Dosierung anregend, leicht erfrischend; bei Unruhe, Stress, Nervosität, depressiver Verstimmung und geistigem Erschöpfungszustand.
Hintergrund:	Aufgrund des hohen Citralgehalts findet man Litsea ähnlich wie Lemongrassöl oft in Parfums, Kosmetikartikeln und Waschmitteln. In China wird Litsea bei Herzbeschwerden eingesetzt. Dort kennt man es unter dem Namen „May Chang".
Warnhinweise:	Bei sensibler, trockener und gestresster Haut, ebenso bei Baby- und Kleinkinderhaut kann Litsea zu Irritationen führen.
Gewinnung:	Wasserdampfdestillation der Früchte Aus 50 kg Früchten erhält man 1l Öl.
Vorkommen:	In Asien, vorwiegend in China
Duft:	frisch, hell, zitrusartig
Element:	Luft
Duftnote:	Kopfnote

Lorbeer (Laurus nobilis)

Pflanzenfamilie: Lorbeergewächse (Lauraceae)

Wirkung körperlich: Antibakteriell, virenhemmend, pilztötend (Haut-, Fuß-, Nagel-, Vaginalpilz), schleimlösend, krampflösend, schmerzstillend, entzündungshemmend, immunsystemstärkend, lymphflussanregend, hautregenerierend; bei Akne, Hautunreinheiten, Geschwüren, Soor, Erkältungskrankheiten, grippalem Infekt, Grippe, Schnupfen, Stirn-und Nebenhöhlenentzündung, Heiserkeit, Angina, bei Bronchialkrankheiten, Atemwegserkrankungen, Husten, Hustenreiz, Ohrenschmerzen, Mittelohrentzündung, Gliederschmerzen, Muskelverspannung, Sportverletzungen, Gelenkschmerzen, Gelenkentzündung, rheumatischen Beschwerden, Kreuzschmerzen und Hexenschuss.

Wirkung seelisch: Ausgleichend, entspannend, beruhigend, psychisch stärkend, stimmungsaufhellend, nervenstärkend; bei Stress, Unruhe, Burn-Out-Syndrom, Ängsten, Prüfungsangst, Nervosität und depressiver Verstimmung.

Hintergrund: Lorbeer war für die Römer ein Symbol von Ruhm, Sieg und Frieden. Deshalb fertigte man daraus Kränze, die der römische Kaiser als Sieges- und Ruhmeszeichen trug. Heutzutage wird Lorbeer eher in der Küche verwendet.

Warnhinweise: Keine bekannt

Gewinnung: Wasserdampfdestillation der Blätter

Vorkommen: In Europa, vorwiegend in Italien und Frankreich
Duft: würzig, warm, krautig
Element: Feuer/ Luft
Duftnote: Kopf/Herznote

Magnolienblätter (Michelia alba)

Pflanzenfamilie:	Magnoliengewächse (Magnoliaceae)
Wirkung körperlich:	Antibakteriell, virenhemmend, pilztötend (Haut-, Fuß-, Nagel-, Vaginalpilz), krampflösend, hautregenerierend, schmerzstillend, wundheilend, immunsystemstärkend; zur Hautpflege, bei Akne, Hautunreinheiten, Narben, Wunden, Verletzungen, Wundliegen, Geschwüren, Soor, Windeldermatitis und Muskelverspannungen.
Wirkung seelisch:	Ausgleichend, entspannend, beruhigend, psychisch stärkend, stimmungsaufhellend, antidepressiv; bei Stress, Unruhe, Burn-Out-Syndrom, Ängsten, Nervosität und Schlafstörungen.
Hintergrund:	Es gibt auch noch das „Magnolienblütenöl" (Michelia champaca), ein sehr teures ätherisches Öl. Aus den Blüten der Magnolie wird das Magnolienblütenöl durch Wasserdampfdestillation, „das Champaca Absolue" durch Hexanextraktion gewonnen. Das Magnolienblätteröl und das Magnolienblütenöl unterscheiden sich nur wenig in ihren Inhaltsstoffen und entsprechenden Wirkungsweisen.
Warnhinweise:	keine bekannt
Gewinnung:	Wasserdampfdestillation der Blätter
Vorkommen:	In Asien, vorwiegend in China
Duft:	fein, blumig, süß
Element:	Wasser
Duftnote:	Kopf/Herznote

Majoran (Origanum majorana)

Pflanzenfamilie: Lippenblütler (Limiaceae)

Wirkung körperlich: Antibakteriell, virenhemmend, krampflösend, stark schmerz-stillend, schleimlösend, verdauungsfördernd, gefäßerwei-ternd, entwässernd, wehenhemmend, antiaphrodisisch; bei Krämpfen, krampfartigen Schmerzen, Menstruationsbeschwerden, Kopfschmerzen, bei Infektionen der Atemwege, Husten, Schnupfen, Stirn- und Nebenhöhlenentzündung, Mittelohrentzündung, Ohrenschmerzen, bei Herz- Kreislaufbeschwerden, Nervenentzündungen, rheumatischen Beschwerden, Gelenkschmerzen und Gelenkentzündungen.

Wirkung seelisch: Entspannend, beruhigend; bei Stress, Unruhe, Nervosität, Schlafstörungen und Ängsten.

Hintergrund: Majoran wurde schon in früheren Zeiten bei seelischen und körperlichen Problemen verabreicht.

Warnhinweise: In der Schwangerschaft nur in Verbindung mit therapeuti-scher Beratung anwenden.

Gewinnung: Wasserdampfdestillation des Krautes
Aus 200 kg Kraut erhält man 1l Öl.

Vorkommen: Im Mittelmeerraum und Nordafrika
Duft: würzig, warm, krautig
Element: Feuer, etwas Luft
Duftnote: Kopf-/Herznote

Mandarine (Citrus reticulata)

Pflanzenfamilie: Rautengewächse (Rutaceae)

Wirkung körperlich: Raumluftreinigend, entschlackend, krampflösend, immunsystemstärkend, hautstoffwechselfördernd, leicht verdauungsfördernd, appetitanregend, leicht entwässernd, lymphentstauend, muskellockernd; bei Krämpfen, Verspannungen, Muskelschmerzen, Muskelkater, Cellulite und Übelkeit.

Wirkung seelisch: Entspannend, ausgleichend, stimmungsaufhellend; bei Nervosität, Unruhe, Ängsten, Stress, Burn-Out-Syndrom, depressiver Verstimmung und Schlafschwierigkeiten bei Kindern.

Hintergrund: Man unterscheidet zwischen der „Mandarine rot" und der „Mandarine grün". Bei „Mandarine rot" werden die Schalen der reifen Früchte zur Ölgewinnung verwendet. In ihrer Wirkung unterscheiden sich beide kaum. „Mandarine rot" hilft etwas mehr bei Cellulite und Übelkeit. Die Clementine (Citrus deliciosa") wiederum ist eine Kreuzung zwischen Mandarine und Süßorange. Sie hat andere Inhaltsstoffe.

Warnhinweise: Erhöht die Lichtempfindlichkeit der Haut; ist leicht hautreizend, vor allem für empfindliche Kinderhaut.

Gewinnung: Kaltpressung der Fruchtschalen
Aus 140 kg Schalen erhält man 1l Öl.

Vorkommen: Im Mittelmeergebiet und Südamerika
Duft: frisch, fruchtig, süß
Element: Luft/ etwas Feuer
Duftnote: Kopfnote

Manuka (Leptospermum scoparium)

Pflanzenfamilie:	Myrtengewächse (Myrtaceae)
Wirkung körperlich:	Stark antibakteriell, pilztötend, stark hautregenerierend, wundheilend, schmerzlindernd, juckreizstillend, entzündungshemmend, immunsystemstärkend; bei Allergien, Narben, Wunden, Akne, Hautunreinheiten, Juckreiz, Schuppenflechte, Neurodermitis, Ekzemen, Geschwüren, Wundliegen, bei Erkältungskrankheiten, Schnupfen, Bronchitis, Husten, Heuschnupfen und zur Insektenabwehr.
Wirkung seelisch:	Ausgleichend wirkend auf das Zentrale Nervensystem, beruhigend, psychisch stärkend, entspannend; bei Stress, Unruhe, Nervosität, nervös bedingten Beschwerden, depressiver Verstimmung.
Hintergrund:	Der widerstandsfähige Urwaldriese, aus dessen Blättern das Manukaöl gewonnen wird, ist dem Teebaum sehr ähnlich. In seiner Wirkung jedoch ist das Manukaöl bedeutend intensiver als das bekannte Teebaumöl. In den letzten Jahren wurde auch der Manukahonig populär, der in der traditionellen Medizin eingesetzt wird.
Warnhinweise:	keine bekannt
Gewinnung:	Wasserdampfdestillation der Blätter Aus 200 kg Blättern erhält man 1l Öl.
Vorkommen:	Vorwiegend in Neuseeland
Duft:	würzig, frisch, herb- blumig
Element:	Luft/ Erde
Duftnote:	Herznote

Melisse (Melissa officinalis)

Pflanzenfamilie: Lippenblütler (Limiaceae)

Wirkung körperlich: Entzündungshemmend, virenhemmend, immunsystemstärkend, herzstärkend, blutdruckregulierend, krampflösend, fiebersenkend, blähungswidrig, appetitanregend, schmerzlindernd; bei Blasenentzündung, Herpeserkrankungen, Allergien, Gürtelrose, Windpocken, Herz-Kreislaufbeschwerden, Wechseljahrsbeschwerden, Magenschmerzen, Bauchschmerzen und Allergien.

Wirkung seelisch: Entspannend, beruhigend, ausgleichend, stärkend, psychisch aufbauend; bei Stress, Nervosität, Unruhe, Schock, Trauma, Ängsten und Schlafstörungen.

Hintergrund: Melissenöl ist eines der teuersten und wertvollsten ätherischen Öle. Nur selten findet man auf dem Markt das echte Melissenöl (Melissa officinalis). Häufig bekommt man stattdessen nur Citronellaöl, das auch als Melisse indicum bezeichnet wird und den Kunden zum Kauf verführt.

Warnhinweise: Kann bei Überdosierung zu Hautreizungen führen.

Gewinnung: Wasserdampfdestillation des Krautes
Aus 5000 kg Kraut erhält man 1l Öl.

Vorkommen: Im Mittelmeergebiet, Nordamerika und im Orient
Duft: frisch, sanft, warm
Element: Wasser/ Feuer
Duftnote: Herznote

Mimose (Acacia dealbata)

Pflanzenfamilie:	Schmetterlingsblütler (Fabaceae)
Wirkung körperlich:	Sehr hautpflegend, feuchtigkeitsspendend, entzündungs-hemmend, wundheilend, leicht schmerzstillend, herzstär-kend; bei Verletzungen, trockener Haut und Neurodermitis
Wirkung seelisch:	Ausgleichend, entspannend, beruhigend, psychisch stärkend, stimmungsaufhellend; bei Stress, Unruhe, Burn-Out-Syndrom, Ängsten, Nervosität, Schlafstörungen, mangelndem Selbstvertrauen und depressiver Verstimmung.
Hintergrund:	Meist findet man Mimosenöl im Handel nur als Verdünnung, da es sehr teuer und zudem ein sehr zähflüssiges Öl ist.
Warnhinweise:	keine bekannt
Gewinnung:	Hexanextraktion der Blüten
Vorkommen:	In Mittelmeerraum
Duft:	zart, blumig, warm
Element:	Feuer/ Wasser
Duftnote:	Herznote

Moschuskörner (Abelmoschus moschatus)

Pflanzenfamilie:	Malvengewächse (Malvaceae)
Wirkung körperlich:	Krampflösend, blähungswidrig; bei Bauchschmerzen, Verdauungsbeschwerden, Muskelkrämpfen, Muskelverspannung und -schmerzen, Muskelkater und Sportverletzungen.
Wirkung seelisch:	Sexuell stimulierend, ausgleichend, entspannend, beruhigend, psychisch stärkend, nervenstärkend, stimmungsaufhellend, antidepressiv und bei Nervosität.
Hintergrund:	Das Moschuskörneröl ist nicht zu verwechseln mit dem echten Moschusöl, das aus den Drüsen des Moschushirsches gewonnen wird. Das Moschuskörneröl aus den Samen einer Hibiskusart ist als pflanzliches Produkt wesentlich preisgünstiger. Es dient auch als Basisnote in Parfums.
Warnhinweise:	keine bekannt
Gewinnung:	Wasserdampfdestillation der Samen Aus 500 kg Samen erhält man 1l Öl.
Vorkommen:	In Europa, vorwiegend Italien und Frankreich
Duft:	schwer, intensiv, erotisch
Element:	Erde/ Feuer
Duftnote:	Basisnote

Muskatellersalbei (Salvia sclarea)

Pflanzenfamilie: Lippenblütler (Limiaceae)

Wirkung körperlich: Antibakteriell, pilztötend, krampflösend, entstauend, entgiftend, blutdrucksenkend, entzündungshemmend, östrogenartig; bei Krämpfen, Menstruationsbeschwerden, Hormonschwankungen, Wechseljahrsbeschwerden, zur Geburtsvorbereitung, Geburt, Dammmassage, vorbeugend für Dammriss, bei Hämorrhoiden, Geschwüren, Furunkeln, Abszessen, Muskelverspannungen und Sportverletzungen.

Wirkung seelisch: Sexuell stimulierend, entspannend, beruhigend, antidepressiv, nervenstärkend, inspirierend; bei Unruhe, Stress, Nervosität, Erschöpfungszuständen und Ängsten.

Hintergrund: Die berauschende Wirkung des Muskatellersalbeis war bereits den Kelten bekannt. Sie brauten sich damit einen Trank, der sie in einen Rauschzustand versetzen sollte, um Göttern und Geistwesen näher zu sein.

Warnhinweise: In der Schwangerschaft nur in Verbindung mit therapeutischer Beratung anwenden.

Gewinnung: Wasserdampfdestillation des Krautes
Aus 120 - 130 kg Kraut erhält man 1l Öl.

Vorkommen: Im Mittelmeerraum und ganz Europa
Duft: krautig, warm, süßlich
Element: Luft/ Feuer
Duftnote: Kopf/Herznote

Myrrhe (Commiphora molmol)

Pflanzenfamilie: Balsambaumgewächse (Burseraceae)

Wirkung körperlich: Antibakteriell, virenhemmend, entzündungshemmend, hautregenerierend, hautpflegend, schmerzstillend, wundheilend, hormonell ausgleichend, adstringierend; bei Wundliegen, Verletzungen, Geschwüren, Ekzemen, Akne, Narben, Windeldermatitis, Menstruationsbeschwerden, Wechseljahrsbeschwerden, Husten, Hustenreiz, Bronchitis, Halsschmerzen, Angina, Zahnfleischentzündung und Mundgeruch.

Wirkung seelisch: Ausgleichend, entspannend, stabilisierend, psychisch stärkend, nervenstärkend, stimmungsaufhellend; bei Stress, Unruhe, Burn-Out-Syndrom, Ängsten, Nervosität und depressiver Verstimmung.

Hintergrund: Myrrhe ist ein sehr zähflüssiges Öl. Man kann es bei Bedarf mit Weingeist verdünnen.
In alten Zeiten kannte man Myrrhe vor allem als Räucherwerk. Sie diente als Räucheropfer, um die Götter mild zu stimmen. Im Alten Testament wird sie ebenso erwähnt. In der Antike stellte man mit Myrrhe auch Wein her, der als Narkotikum bei Operationen verwendet wurde.

Warnhinweise: keine bekannt

Gewinnung: Wasserdampfdestillation des Harzes
Aus 13 kg Harz erhält man 1l Öl.

Vorkommen: Vorwiegend in Nordafrika
Duft: bitter-süß, tief, balsamisch
Element: Erde/ etwas Luft
Duftnote: Basisnote

Myrte (Myrtus communis)

Pflanzenfamilie:	Myrtengewächse (Myrtaceae)
Wirkung körperlich:	Antibakteriell, virenhemmend, lymphentstauend, immunstärkend, krampflösend, schmerzlindernd, durchblutungsfördernd, adstringierend; bei Erkältungskrankheiten, grippalem Infekt, Schnupfen, Stirnhöhlenentzündung, Bronchialerkrankungen, Husten, Ohrenschmerzen, Heiserkeit, Fieber, Gliederschmerzen, Gelenkschmerzen, Muskelverspannungen, rheumatischen Beschwerden, Darm- und Harnwegsinfektionen und bei Hämorrhoiden.
Wirkung seelisch:	Erfrischend, harmonisierend, anregend, aktivierend, belebend, konzentrationsfördernd, vitalisierend; bei Erschöpfung, Müdigkeit, Antriebslosigkeit, Jetlag, Mutlosigkeit und Schwäche.
Hintergrund:	Es gibt noch die „Myrte Anden". Beide Myrten haben die gleiche Botanik und unterscheiden sich nur sehr gering in ihren Inhaltsstoffen und ihrer Wirkungsweise. Die Myrte Anden ist etwas intensiver und anregender.
Warnhinweise:	keine bekannt
Gewinnung:	Wasserdampfdestillation der Zweige Aus 140 kg Zweigen erhält man 1l Öl.
Vorkommen:	In Südamerika und in der Türkei
Duft:	frisch, klar
Element:	Luft/ etwas Wasser
Duftnote:	Kopf/Herznote

Nanaminze (Mentha viridis var. Nanah)

Pflanzenfamilie: Lippenblütler (Limiaceae)

Wirkung körperlich: Antibakteriell, virenhemmend, pilztötend (Haut-, Fuß-, Nagel- und Vaginalpilz), entzündungshemmend, schleimlösend, fiebersenkend, appetitanregend, verdauungsfördernd, hautregenerierend, schmerzstillend, wundheilend; bei Verletzungen, Akne, Hautunreinheiten, Narben, Erkältungskrankheiten, Atemwegserkrankungen, grippalem Infekt, Grippe, Schnupfen, Stirn-und Nebenhöhlenentzündung Bronchialerkrankungen, Husten, Hustenreiz, Gliederschmerzen und Fieber.

Wirkung seelisch: Anregend, aktivierend, belebend, erfrischend, konzentrationsfördernd, vitalisierend; bei Erschöpfung, Jetlag, Müdigkeit, Mutlosigkeit und Schwäche.

Hintergrund: Nanaminze ist auch unter dem Namen „grüne Minze" oder „marokkanische Minze" bekannt. Sie gilt in Verbindung mit Meersalz als gutes Mittel gegen Fußpilz.

Warnhinweise: Nicht in der Schwangerschaft und bei Kindern anwenden.

Gewinnung: Wasserdampfdestillation der Blätter

Vorkommen: Im europäischen Mittelmeerraum und Nordafrika
Duft: frisch, hell, weicher Minzduft
Element: Luft
Duftnote: Kopfnote

Narde (Nardostachys jatamansi)

Pflanzenfamilie:	Baldriangewächse (Valerianaceae)
Wirkung körperlich:	Antibakteriell, pilztötend (Haut- und Vaginalpilz), entzündungshemmend, leicht schleimlösend, schmerzstillend, juckreizstillend, durchblutungsfördernd, blutdrucksenkend, venenstärkend, hautregenerierend und hautfunktionsharmonisierend, wundheilend, allergielindernd; gegen Wundliegen, bei Verletzungen, Akne, Hautunreinheiten, Narben, Juckreiz, Insektenstichen, Schuppenflechte, Neurodermitis, Venenentzündung, Venenbeschwerden, Hämorrhoiden, Hormonstörungen, Menstruationsstörungen, Wechseljahrsbeschwerden, nervös bedingten Herz-Kreislaufbeschwerden und Herzrasen.
Wirkung seelisch:	Entspannend, ausgleichend, beruhigend, psychisch stärkend, nervenstärkend, stimmungsaufhellend, schlaffördernd, meditationsfördernd; bei Stress, Unruhe, Burn-Out-Syndrom, Ängsten, Nervosität, Schlafstörungen und depressiver Verstimmung.
Hintergrund:	Narde erinnert im Duft an Patchouli. Beide werden als Basisnote in Parfums und Kosmetika verwendet.
Warnhinweise:	keine bekannt
Gewinnung:	Wasserdampfdestillation der Wurzeln Aus 100 kg Wurzeln erhält man 1l Öl.
Vorkommen:	In Asien
Duft:	warm, erdig, baldrianartig
Element:	Erde/ etwas Feuer
Duftnote:	Herz/Basisnote

Nelke (Syzygium aromaticum)

Pflanzenfamilie: Myrtengewächse (Myrtaceae)

Wirkung körperlich: Antibakteriell, virenhemmend, pilztötend, entzündungshemmend, erwärmend, durchblutungsfördernd, anästhesierend, schmerzmindernd, verdauungsfördernd, wehenfördernd; bei Aphthen, Zahnschmerzen, Gelenkschmerzen, Arthritis, rheumatischen Beschwerden, Magen-Darm-Beschwerden, Bauchschmerzen, Magenkrämpfen, Schwächezustände, niedrigem Blutdruck, Erkältungskrankheiten, Mandelentzündung, Angina Schnupfen, Bronchitis, gegen Parasiten, Insekten und allgemeinen Ungezieferbefall.

Wirkung seelisch: Stark anregend, stärkend, aktivierend, belebend, erfrischend, konzentrationsfördernd, vitalisierend; bei Erschöpfung, Jetlag, Müdigkeit, Mutlosigkeit, Schwäche und Antriebslosigkeit.

Hintergrund: Es gibt auch noch das „Nelkenknospenöl". Dies ist etwas milder und wird durch Wasserdampfdestillation der Knospen gewonnen. In ihren Inhaltsstoffen und Wirkungsweisen unterscheiden sich die beiden Öle in soweit, dass der Eugenolgehalt des Nelkenknospenöls ein wenig geringer ist. Deshalb ist es auch – mit leicht herabgesetzter Wirkung - verträglicher.

Warnhinweise: Sehr hautreizend; nicht in der Schwangerschaft anwenden.

Gewinnung: Wasserdampfdestillation der Blätter
Aus 50 kg Blättern erhält man 1l Öl.

Vorkommen: Auf den Philippinen, in Malaysia, Indonesien, Ceylon, Madagaskar und Sansibar

Duft: warm, kräftig, würzig

Element: Erde/ etwas Feuer

Duftnote: Kopfnote

Neroli (Citrus aurantium ssp.aur.)

Pflanzenfamilie: Rautengewächse (Rutaceae)

Wirkung körperlich: Antibakteriell, virenhemmend, pilztötend, blutdrucksenkend, fiebersenkend, krampflösend, juckreizstillend, sehr hautpflegend, hautregenerierend, wundheilend; wirkt ausgleichend auf das Herz- und Kreislaufsystem, bei Übelkeit in der Schwangerschaft, zur Geburtsvorbereitung, bei Schwangerschaftsstreifen, Wunden, Narben, Neurodermitis, Juckreiz, bei nervösen Bauchschmerzen, Kinderbauchweh, Fieber und Spannungskopfschmerzen.

Wirkung seelisch: Nervenstärkend, beruhigend, ausgleichend; bei Stress, Burn-Out-Syndrom, Schock, Trauma, Unruhe, Schlafstörungen, depressiver Verstimmung, Angstzuständen, Phobien, Nervosität und seelischem Engegefühl.

Hintergrund: Aus dem Bitterorangenbaum, auch Pomeranze genannt, kann man drei verschiedene ätherische Öle gewinnen: Durch Kaltpressung der Fruchtschalen bekommt man „Bitterorangenöl". Durch Wasserdampfdestillation der Knospenansätze, Blätter und Zweige gewinnt man „Petit Grain Bigaradier". Durch Wasserdampfdestillation der Blüten erhält man das „Neroliöl".

Warnhinweise: keine bekannt

Gewinnung: Wasserdampfdestillation der Blüten
Aus 1500 kg Blüten erhält man 1l Öl.

Vorkommen: Vorwiegend im Mittelmeerraum
Duft: zart, blumig, frisch, süßlich- bitter
Element: Luft/ etwas Feuer
Duftnote: Kopf/Herznote

Niauli (Melaleuca viridiflora)

Pflanzenfamilie:	Myrtengewächse (Myrtaceae)
Wirkung körperlich:	Stark antibakteriell, virenhemmend, pilztötend, raumluftreinigend, schleimlösend, entzündungshemmend, schmerzstillend, hautregenerierend, hautpflegend, juckreizstillend, immunsystemstärkend, venenstärkend; bei Erkältungskrankheiten, Bronchitis, Husten, Schnupfen, grippalem Infekt, Fieber, Blasenentzündung, Nagelbettentzündung, Mundschleimhautentzündung, zur Mund- und Zahnpflege, zur Hautpflege, zum Hautschutz, bei Furunkeln, Geschwüren, Abszessen, Windpocken, Schuppenflechte, Juckreiz, Venenleiden, Hämorrhoiden, Insektenstichen, gegen Insekten, Ungeziefer und Parasiten (Läuse).
Wirkung seelisch:	Anregend, kräftigend, belebend, konzentrationsfördernd, erfrischend, stimmungsaufhellend; bei Müdigkeit, Niedergeschlagenheit, Nervosität, Unruhe, Ängsten und Unmut.
Hintergrund:	Der Niaulibaum ist ein Verwandter des Cajeputbaumes. Er wächst vor allem in Australien und Neukaledonien. Das Niauliöl ist auch unter dem Namen „Gomenolöl" bekannt.
Warnhinweise:	keine bekannt
Gewinnung:	Wasserdampfdestillation der Zweige Aus 65 - 70 kg Zweigen erhält man 1l Öl.
Vorkommen:	In Madagaskar, Australien, Neukaledonien und Tasmanien
Duft:	krautig, frisch, kampfrig
Element:	Luft
Duftnote:	Kopfnote

Orange (Citrus sinensis)

Pflanzenfamilie:	Rautengewächse (Rutaceae)
Wirkung körperlich:	Raumluftdesinfizierend, immunsystemstärkend, verdauungsfördernd, leicht appetitanregend, blähungswidrig, entzündungshemmend, entkrampfend, entstauend, adstringierend, lymphflussanregend, hautentschlackend; bei Zellulitis, Blähungen und Krämpfen.
Wirkung seelisch:	Gemüterheiternd, entspannend, beruhigend, psychisch ausgleichend; bei Schlafstörungen, Unruhe, Stress, depressiver Verstimmungen, Nervosität und Ängsten.
Hintergrund:	Orangenöl ist eines der bekanntesten und preiswertesten Öle, das man auf dem Markt findet. Das ätherische Öl - durch Pressen der Fruchtschalen gewonnen- sollte für therapeutische Zwecke aus biologischem Anbau stammen, um eventuelle Pestizidrückstände ausschließen zu können.
Warnhinweise:	Erhöht leicht die Lichtempfindlichkeit der Haut. Kann Hautreizungen hervorrufen.
Gewinnung:	Kaltpressung der Fruchtschalen Aus 250 kg Fruchtschalen erhält man 1l Öl.
Vorkommen: Duft: Element: Duftnote:	Im Mittelmeergebiet, in Nord- und Südamerika und Asien fruchtig, frisch, süß Luft/ etwas Feuer Kopfnote

Oregano (Origanum vulgare)

Pflanzenfamilie:	Lippenblütler (Limiaceae)
Wirkung körperlich: stark	Stark antibakteriell, pilztötend (Haut-, Fuß- und Nagelpilz),
	desinfizierend, virenhemmend, durchblutungsför dernd, blutdrucksteigernd, appetitanregend, immunsy stemstärkend, schleimlösend; bei Ekzemen, Schnupfen, Bronchitis, Reizhusten und Asthma; gegen Parasitenbefall und Insekten.
Wirkung seelisch:	Stark anregend, aktivierend, belebend, den Energiehaushalt ausgleichend, konzentrationsfördernd, vitalisierend; bei Erschöpfung, Jetlag, Müdigkeit, Mutlosigkeit und Schwäche.
Hintergrund:	Oregano ist auch unter dem Namen „wilder Majoran" bekannt. Durch seine stark desinfizierende Eigenschaft eignet er sich hervorragend als Desinfektionsmittel.
Warnhinweise:	Hautreizend; nicht für Schwangere, Babys und Kleinkinder verwenden.
Gewinnung:	Wasserdampfdestillation des Krautes Aus 140 kg Kraut erhält man 1l Öl.
Vorkommen:	Vorwiegend im Mittelmeerraum
Duft:	würzig, herb, krautig
Element:	Feuer/ Erde
Duftnote:	Kopf/Herznote

Osmanthus (Osmanthus fragrans)

Pflanzenfamilie:	Ölbaumgewächse (Oleaceae)
Wirkung körperlich:	Entzündungshemmend, schmerzlindernd, schleimlösend, hautregenerierend, wundheilend; bei Verletzungen, Akne, Hautunreinheiten, Narben Erkältungskrankheiten, Atemwegserkrankungen, Schnupfen, Stirn- und Nebenhöhlenentzündungen.
Wirkung seelisch:	Ausgleichend, entspannend, beruhigend, psychisch stärkend, nervenstärkend, inspirierend, stimmungsaufhellend; bei Stress, Unruhe, Burn-Out-Syndrom, Ängsten, Prüfungsangst, Trauma, Nervosität, Schlafstörungen und depressiver Verstimmung.
Hintergrund:	Das Osmanthusöl wird aus einem immer grünen Strauch gewonnen. Es ist als Absolue meist in 5%iger Konzentration erhältlich. Das bringt den Osmanthusduft besonders zur Geltung.
Warnhinweise:	keine bekannt
Gewinnung:	Hexanextraktion der Blüten
Vorkommen:	Vor allem in Australien und China
Duft:	exotisch, süß, blumig
Element:	Luft/ Wasser
Duftnote:	Herznote

Oud (Aquilaria agallocha)

Pflanzenfamilie:	Seidelbastgewächse (Thymelaeaceae)
Wirkung körperlich:	Lymphsystementstauend, das venöse System entstauend, krampflösend; bei Krampfadern, Venenbeschwerden und Hämorrhoiden.
Wirkung seelisch:	Ausgleichend, entspannend, beruhigend, psychisch stärkend, nervenstärkend, sexuell anregend, stimmungsaufhellend; bei Stress, Unruhe, Burn-Out-Syndrom, Ängsten, Nervosität und depressiver Verstimmung.
Hintergrund:	Das Öl, eine Kostbarkeit, stammt von einem Holz, das von einem speziellen Schimmelpilz befallen ist. Oud ist in der Aromatherapie bis heute noch wenig erprobt.
Warnhinweise:	keine bekannt
Gewinnung:	Wasserdampfdestillation des Holzes
Vorkommen:	Vorwiegend in Kambodscha
Duft:	erdig, balsamisch, rauchig
Element:	Erde
Duftnote:	Basisnote

Palmarosa (Cymbopogon martinii var. motia)

Pflanzenfamilie:	Süßgräser (Poaceae)
Wirkung körperlich:	Stark antibakteriell, virenhemmend, pilztötend, lymphsystementstauend, hautregenerierend, hautpflegend, immunsystemstärkend, herzstärkend, schmerzstillend; bei Pilzerkrankungen, Soor, Windeldermatitis, Hautentzündungen, Akne, Hautunreinheiten, reguliert die Talgproduktion, bei Wundliegen, Herz-Kreislaufstörungen, Herzrasen, Erkältungskrankheiten, Bronchitis, Stirn- und Nebenhöhlenentzündung, Ohrenentzündung, Ohrenschmerzen, Parasitenbefall und zur Insektenabwehr.
Wirkung seelisch:	Beruhigend, stressmindernd, entspannend, ausgleichend; bei Nervosität, Unruhe, Stress, Ängsten, Trauer, Kummer und depressiver Verstimmung.
Hintergrund:	Wie der Name schon verrät, erinnert Palmarosaduft an Rosenöl. Palmarosaöl wird in der Naturkosmetik gerne als blumige Note verwendet.
Warnhinweise:	keine bekannt
Gewinnung:	Wasserdampfdestillation des Grases Aus 70 kg Gras erhält man 1l Öl.
Vorkommen:	In Südostasien
Duft:	fein, blumig, rosenartig
Element:	Wasser
Duftnote:	Herznote

Patchouli (Pogostemon cablin)

Pflanzenfamilie: Lippenblütler (Limiaceae)

Wirkung körperlich: Auf das venöse System entstauend wirkend, hautpflegend, hautregenerierend, wundheilend, entzündungshemmend, pilztötend, immunsystemstärkend, blähungswidrig, krampflösend, juckreizstillend, entstauend; bei Venenproblemen, Venenentzündung, Hämorrhoiden, Ekzemen, Entzündungen allgemein, Aphthen, zur Hautpflege, bei Akne, Narben, Cellulite, Neurodermitis, Juckreiz, gegen Insekten allgemein, Milben, Krätzemilben, Läuse und Motten.

Wirkung seelisch: Stark entspannend, ausgleichend, beruhigend, stimmungsaufhellend, sanft stärkend, sexuell anregend, bei Nervosität, Unruhe, Stress, Ängsten, Phobien und Schlafstörungen.

Hintergrund: Patchouli wird gerne als Fixativ in Parfums verwendet; auch für Kleidung und Wäsche wegen seiner insekten- und mottenabweisenden Wirkung geeignet.

Warnhinweise: keine bekannt

Gewinnung: Wasserdampfdestillation der Blätter
Aus 33 kg Blättern erhält man 1l Öl.

Vorkommen: In China, Indien, Madagaskar, Indonesien und Sumatra
Duft: erdig, exotisch, balsamisch
Element: Erde/ etwas Wasser
Duftnote: Herz/Basisnote

Petit Grain Bigaradier (Citrus aurantium ssp. aur.)

Pflanzenfamilie: Rautengewächse (Rutaceae)

Wirkung körperlich: Krampflösend, entzündungshemmend, antibakteriell, pilztötend, hautpflegend, hautregenerierend, wundheilend, schmerzstillend, blutdruckregulierend; bei Wunden, Ekzemen, Furunkeln, Narben, Entzündungen allgemein, Akne, zur Hautpflege, bei fettigem Haar, übermäßiger Talgproduktion, Kopfschuppen, Menstruationsbeschwerden, Magenkrämpfen, Magendrücken, Magen-Darm-Beschwerden, Bauchschmerzen, Infektion der Atemwege und bei Erkältungskrankheiten.

Wirkung seelisch: Sehr ausgleichend, entspannend, stimmungsaufhellend, psychisch stärkend; bei Stress, Unruhe, Schlafstörungen, Trauer, Ängsten, Phobien, depressiver Verstimmung und Nervosität.

Hintergrund: Dieses Öl wird aus den Knospenansätzen, Blättern und Zweigen des Bitterorangenbaumes gewonnen. Es gibt noch ein etwas unbekannteres ätherisches Öl mit ähnlichem Namen, das „Petit Grain Clementinier". Dieses stammt aus den Zweigen des Clementinenbaumes und ist in seiner therapeutischen Wirkung nicht so stark. Es wird vor allem bei Entzündungen und Stress eingesetzt.

Warnhinweise: keine bekannt

Gewinnung: Wasserdampfdestillation der Zweige
Aus 200 kg Zweige erhält man 1l Öl.

Vorkommen: In Nordafrika, Amerika, Südeuropa und Indien
Duft: frisch, herb, zitronig
Element: Luft/ Feuer/ Erde
Duftnote: Kopf/Herznote

Pfeffer (Piper nigrum)

Pflanzenfamilie: Pfeffergewächse (Piperaceae)

Wirkung körperlich: Antibakteriell, entzündungshemmend, blutdrucksteigernd, durchblutungsfördernd, erwärmend, anregend, schmerzstillend, entkrampfend, schleimlösend, entgiftend, appetitanregend, die Funktion der Bauchspeicheldrüse, der Niere und Leber anregend; für Entgiftungskuren, bei Muskelverspannungen, Muskelschmerzen, Muskelkater, Sportverletzungen, Gelenkschmerzen, Gelenkentzündungen, Kreuzschmerzen, Hexenschuss, bei rheumatischen Beschwerden, Erkältungskrankheiten, Magenverstimmung, Durchfall, Unwohlsein, Übelkeit, Erbrechen, Blähungen, Magen-Darm-Beschwerden, Bauchschmerzen, Verdauungsbeschwerden.

Wirkung seelisch: Anregend, aktivierend, belebend, erfrischend, konzentrationsfördernd, vitalisierend, sexuell anregend, bei Erschöpfung, Jetlag, Müdigkeit, Mutlosigkeit und Schwäche.

Hintergrund: Man unterscheidet beim Pfeffer zwischen dem grünen und dem schwarzen Pfeffer. Der grüne Pfeffer wird aus den noch unreifen Früchten gewonnen, der schwarze aus den reifen. Der grüne Pfeffer enthält etwas mehr des Inhaltsstoffes Pinen als der bekanntere schwarze Pfeffer, ist aber in seiner therapeutischen Wirkung nahezu gleich.

Warnhinweise: keine bekannt

Gewinnung: Wasserdampfdestillation der reifen Früchte
Aus 500 kg Früchten erhält man 1l Öl.

Vorkommen: In allen tropischen Gebieten, vor allem in Südasien
Duft: würzig, warm, scharf
Element: Feuer/ Erde
Duftnote: Kopf/Herznote

Pfefferminze (Mentha piperita)

Pflanzenfamilie: Lippenblütler (Limiaceae)

Wirkung körperlich: Antibakteriell, virenhemmend, stark schmerzstillend, lokalanästhetisch, stark kühlend, durchblutungsfördernd, entzündungshemmend, entgiftend, verdauungsregulierend, talgregulierend, fiebersenkend, immunsystemstärkend, hautregenerierend, wundheilend, juckreizstillend; bei Kopfschmerzen, Migräne, Wetterfühlig-keit, allgemeinen Schmerzen, Muskelschmerzen, Ischiasschmerzen, Gelenksschmerzen, Hexenschuss, Zahnschmerzen, Mundgeruch, Aphthen, Hautunreinheiten, Akne, Wunden, Magen-Darm-Beschwerden, bei Magenkrämpfen, Magendrücken, allgemeiner Übelkeit, Frühschwangerschaftübelkeit, Reiseübelkeit, Erbrechen, Durchfall, Erkältungskrankheiten, Bronchitis, Fieber, Juckreiz, bei Insektenstichen; gegen Insekten und Parasiten.

Wirkung seelisch: Anregend, erfrischend, konzentrationsfördernd, belebend; bei Müdigkeit, Antriebslosigkeit, Schwäche, Erschöpfung und Jetlag; gibt Selbstvertrauen.

Hintergrund: Die Pfefferminze gehört mit zu den ältesten Heilmitteln der Welt. In Ägypten und China wurde sie schon vor 3000 Jahren eingesetzt und sie hat sich bis heute bewährt.

Warnhinweise: Nicht bei Kindern unter 4 Jahren verwenden.
Wegen der starken Kältewirkung nicht für Bäder geeignet.

Gewinnung: Wasserdampfdestillation der Blätter
Aus 50 kg Blättern erhält man 1l Öl.

Vorkommen: In allen Regionen der Welt mit gemäßigtem Klima
Duft: frisch, kühl, klar
Element: Luft/ Feuer
Duftnote: Kopfnote

Ravintsara (Cinnamomum camphora)

Pflanzenfamilie: Lorbeergewächse (Lauraceae)

Wirkung körperlich: Antibakteriell, virenhemmend, pilztötend, stark schleimlösend, reinigend, immunsystemstärkend, fiebersenkend; bei Erkältungskrankheiten, Atemwegserkrankungen, grippalem Infekt, Fieber, Grippe, Schnupfen, Stirn-und Nebenhöhlenentzündung, Bronchialerkrankungen, bei Husten, Hustenreiz, Heiserkeit, Ohrenschmerzen, Mittelohrentzündung, Gliederschmerzen, Herpeserkrankungen, Gürtelrose, Windpocken und gegen Parasiten.

Wirkung seelisch: Nervenstärkend, ausgleichend, aktivierend, aufbauend, belebend, stärkend, konzentrationsfördernd, anregend, belebend, erfrischend, vitalisierend; bei Unruhe, Stress, Erschöpfung, Jetlag, Müdigkeit, Mutlosigkeit und Schwäche.

Hintergrund: Ravintsara ist ein sehr gut verträgliches Öl, das aus den Zweigen des Kampferbaumes gewonnen wird.

Warnhinweise: keine bekannt

Gewinnung: Wasserdampfdestillation der Zweige
Aus 200 kg Zweigen erhält man 1l Öl.

Vorkommen: Vorwiegend in Madagaskar
Duft: frisch, waldig, kampfrig
Element: Luft/ Feuer
Duftnote: Kopfnote

Riesentanne (Abies grandis)

Pflanzenfamilie:	Kieferngewächse (Pinaceae)
Wirkung körperlich:	Stark antibakteriell, virenhemmend, immunsystemstärkend, entzündungshemmend, cortisonähnlich, schmerzstillend, entkrampfend, schleimlösend, fiebersenkend, durchblutungsfördernd, atmungsstimulierend, raumluftdesinfizierend; bei Erkältungskrankheiten, grippalem Infekt, Fieber, Grippe, Schnupfen, Stirn-und Nebenhöhlenentzündung, Bronchialkrankheiten, Husten, Hustenreiz, Heiserkeit, Ohrenschmerzen, Gliederschmerzen, Muskelverspannung, Muskelschmerzen, Muskelkater und Sportverletzungen.
Wirkung seelisch:	Anregend, aktivierend, belebend, erfrischend, konzentrationsfördernd, vitalisierend, kräftigend, bei Erschöpfung, Jetlag, Müdigkeit, Mutlosigkeit, Angst, Schwäche und Antriebsschwäche.
Hintergrund:	Die Riesentanne ist ein mächtiger und sehr schnell wachsender Baum.
Warnhinweise:	keine bekannt
Gewinnung:	Wasserdampfdestillation der Zweige
Vorkommen:	In Europa
Duft:	frisch, waldig, zitronig
Element:	Erde/ Feuer
Duftnote:	Kopf/Herznote

Rose (Rosa damascena)

Pflanzenfamilie:	Rosengewächse (Rosaceae)
Wirkung körperlich:	Antibakteriell, virenhemmend, entkrampfend, entzündungs-hemmend, wundheilend, blutstillend, hautregenerierend, immunsystemstärkend, schmerzlindernd, herzstärkend, lymphflussanregend, den Hormonhaushalt regulierend; bei Menstruationsbeschwerden, Wechseljahrsbeschwerden, zur Geburtsvorbereitung und Geburt, bei Herzproblemen, Wunden, Verletzungen, Narben, Neurodermitis, Falten, Entzündungen, Bindehautentzündung, Nervenentzündungen, Windpocken, Herpeserkrankungen und Herz-Kreislaufbeschwerden.
Wirkung seelisch:	Entspannend, ausgleichend, sexuell anregend, antidepressiv, schlaffördernd; bei Ängsten, Phobien, Trauer und zur Sterbebegleitung.
Hintergrund:	Die „Rosa damascena" wird in verschiedenen Ländern zur Ölgewinnung gepflanzt, meist für bulgarische, türkische, persische und indische Rosenöle. Sie unterscheiden sich nicht in ihren Inhaltsstoffen und Wirkungswei-sen. Lediglich geschulte Nasen können einen kleinen Unterschied feststellen. Es gibt außerdem die „Rose Alba", auch bekannt unter dem Namen „weiße Rose", eine der ältesten Rosenarten. Sie hat ebenfalls die gleichen Inhaltsstoffe und die gleiche Wirkung wie alle wasserdampfdestillierten Rosenöle der Rosa damascena.
Warnhinweise:	keine bekannt
Gewinnung:	Wasserdampfdestillation der Blüten Aus ca 5000 kg Blüten erhält man 1l Öl.
Vorkommen:	Vor allem in Bulgarien, Persien, Indien, Marokko und derTürkei
Duft:	rosig, blumig, schwer, süß
Element:	Wasser
Duftnote:	Herznote

Rose Absolue (Rosa damascena)

Pflanzenfamilie:	Rosengewächse (Rosaceae)
Wirkung körperlich:	Antibakteriell, virenhemmend, entkrampfend, schmerzlindernd, anästhesierend, hormonregulierend; bei Bauchschmerzen, Menstruationsbeschwerden, Wechseljahrsbeschwerden und Muskelverspannungen.
Wirkung seelisch:	Stark stimmungsaufhellend, entspannend, ausgleichend, harmonisierend, erotisierend, antidepressiv, berauschend; bei Ängsten, depressiver Verstimmungen, Wochenbettdepression, Stress, innerer Unruhe, zur Sterbebegleitung und bei Trauer.
Hintergrund:	Dieses Rosenöl ist ein Absolue, durch Hexanextraktion gewonnen.
Warnhinweise:	keine bekannt
Gewinnung:	Hexanextraktion der Blüten Aus 5000 kg Blüten erhält man 1l Öl.
Vorkommen:	Vor allem in Bulgarien, Persien, Indien und Türkei
Duft:	rosig, schwer, süß
Element:	Wasser
Duftnote:	Kopfnote

Rosen Attar (Rosa damascena - Santalum album)

siehe Sandelholz =>Hintergrund

Rose Bourbon Absolue (Rosa bourboniana)

Pflanzenfamilie:	Rosengewächse (Rosaceae)
Wirkung körperlich:	Antibakteriell, virenhemmend, entkrampfend, schmerzlindernd, lokal anästhesierend, den Hormonhaushalt regulierend; bei Menstruationsbeschwerden, Wechseljahrsbeschwerden, Bauchschmerzen und Muskelverspannungen.
Wirkung seelisch:	Stark stimmungsaufhellend, entspannend, ausgleichend, harmonisierend, erotisierend, antidepressiv, berauschend; bei Ängsten, Wochenbettdepression, Stress, Unruhe, Phobien, zur Sterbebegleitung und bei Trauer.
Hintergrund:	Die Rose Bourbon duftet, wie es ihr Name vermuten lässt, leicht nach Vanille.
Warnhinweise:	keine bekannt
Gewinnung:	Hexanextraktion der Blüten Aus ca 5000 kg Blüten erhält man 1l Öl.
Vorkommen:	Vorwiegend in Indien
Duft:	rosig, süß, vanillig
Element:	Wasser
Duftnote:	Herznote

Rosengeranie (Pelargonium graveolens)

Pflanzenfamilie:	Storchschnabel-Gewächse (Geraniaceae)
Wirkung körperlich:	Antibakteriell, virenhemmend, pilztötend (Haut-, Fuß- und Vaginalpilz), entzündungshemmend, entkrampfend, wundheilend, hautregenerierend, sehr hautpflegend, schmerzlindernd, blutdruckregulierend, immunsystemstärkend, hormonausgleichend, adstringierend; bei Menstruationsbeschwerden, Wechseljahrsbeschwerden, zur Dammmassage, bei Bauchkrämpfen, Bauchschmer-zen, Durchfall, Wundliegen, Wunden, Narben, Neuro-dermitis, zur Hautpflege, bei Furunkeln, Geschwüren, Abszessen, Aphthen, Windpocken, Angina, Gürtelrose, Herpeserkrankungen, Hämorrhoiden, Herz-Kreislauf-beschwerden, Lymphstau, Venenbeschwerden und gegen Insekten.
Wirkung seelisch:	Ausgleichend, entspannend, stimmungsaufhellend, antidepressiv, allgemein seelisch stärkend, harmonisierend; bei Stress, Unruhe, Ängsten, Phobien, Burn-Out-Syndrom, Erschöpfung und allgemeinen Stimmungsschwankungen.
Hintergrund:	Viele Firmen und Autoren bezeichnen das Rosengeranienöl auch als Geranienöl, weil der Inhaltsstoff Geraniol enthalten ist. Dieser rosenähnliche Duft wird gerne in der Parfumindustrie verwendet, da das Rosengeranienöl wesentlich preisgünstiger ist als das echte Rosenöl.
Warnhinweise:	keine bekannt
Gewinnung:	Wasserdampfdestillation der Blätter Aus 800- 850 kg Blättern erhält man 1l Öl.
Vorkommen: Duft: Element: Duftnote:	Im Mittelmeergebiet und Südamerika warm, rosig, blumig Wasser Herznote

Rosenholz (Aniba rosaeodora)

Pflanzenfamilie:	Lorbeergewächse (Lauraceae)
Wirkung körperlich:	Antibakteriell, virenhemmend, pilztötend (Haut-, Fuß- und Vaginalpilz), hautpflegend, hautregenerierend, wundheilend, fiebersenkend, immunsystemstärkend, nervenstärkend, herzstärkend, zur Hautpflege, bei Falten, Wunden, Wundliegen, Narben, Neurodermitis, Windeldermatitis, Hautjucken, Windpocken, zur Geburtsvorbereitung und Geburt, bei Schwangerschaftsstreifen, Erkältungskrankheiten bei Kindern, Fieber, Stirn- und Nebenhöhlenentzündung, Ohrenentzündungen, Ohrenschmerzen und Angina.
Wirkung seelisch:	Stimmungsaufhellend, entspannend, ausgleichend, beruhigend, schlaffördernd, vertrauensstärkend; bei Stress, Ängsten, Erschöpfung, Unruhe und Burn-Out-Syndrom.
Hintergrund:	Dieses Öl - aus dem Rosenholzbaum gewonnen - hat nichts mit dem Rosenöl zu tun. Lediglich der Duft lässt auf die Namensgebung schließen. Man verwendet Rosenholzöl auch für Parfums, Kosmetika und Räucherstäbchen.
Warnhinweise:	keine bekannt
Gewinnung:	Wasserdampfdestillation des Holzes Aus 100 kg Holz erhält man 1l Öl.
Vorkommen:	In Südamerika
Duft:	blumig, rosig, fein- holzig
Element:	Erde/ Wasser
Duftnote:	Herznote

Rosmarin (Rosmarinus officinalis cineol)

Pflanzenfamilie:	Lippenblütler (Limiaceae)
Wirkung körperlich:	Antibakteriell, virenhemmend, durchblutungsfördernd, blutdrucksteigernd, blutbildend, schleimlösend, kreislaufanregend, stoffwechselanregend, magenstärkend, talgregulierend; bei Haarausfall, Blutarmut, Herz- Kreislaufschwäche, Ohnmacht, Leberleiden, Muskelschmerzen, Muskelkater, Muskelschwäche, Sportverletzungen, Hexenschuss, Gelenkentzündung, bei rheumatischen Beschwerden, Erkältungskrankheiten, grippalem Infekt, Übelkeit, Stirn-und Nebenhöhlenentzündung, Schnupfen, Bronchitis, Husten, Keuchhusten, Asthma, Ohrenentzündungen und Ohrenschmerzen.
Wirkung seelisch:	Anregend, aktivierend, belebend, erfrischend, willensstärkend, konzentrationsfördernd, vitalisierend; bei Erschöpfung, Jetlag, allgemeiner Müdigkeit, Morgenmüdigkeit, bei Mutlosigkeit und Schwäche.
Hintergrund:	Bei Rosmarin unterscheidet man verschiedene Chemotypen: den Kampfertyp, den Verbenontyp und den Cineoltyp. Diese haben auch unterschiedliche Duft- und Wirkstoffprofile.
Warnhinweise:	Nicht für Kleinkinder und bei Bluthochdruck anwenden!
Gewinnung:	Wasserdampfdestillation des Krautes Aus 100 kg Kraut erhält man 1l Öl.
Vorkommen:	In Europa und Afrika
Duft:	klar, frisch, kampfrig
Element:	Feuer/ Erde
Duftnote:	Kopfnote

Salbei (Salvia officinalis)

Pflanzenfamilie:	Lippenblütler (Limiaceae)
Wirkung körperlich:	Stark antibakteriell, virenhemmend, pilztötend (Haut-, Fuß- und Nagelpilz), magenstärkend, appetitanregend, gallenflussanregend, leberstärkend, harntreibend, östrogenähnlich, wundheilend, hautregenerierend, schweißhemmend; bei Schilddrüsenüberfunktion, Schlaganfall, Erkältungskrankheiten, Bronchitis, Husten, Stirn- und Nebenhöhlenentzündung, Kehlkopfentzündung, Angina, Schnupfen, grippalem Infekt, bei Wechseljahrsbeschwerden, Hitzewallungen, Schweißausbrüchen, Fußschweiß, Mundschleimhautentzündung, Aphthen, Herpeserkrankungen und Gürtelrose.
Wirkung seelisch:	Stark anregend, erfrischend, aufbauend, konzentrationsfördernd; bei Müdigkeit und Erschöpfung.
Hintergrund:	Salbeiöl ist ein hochwirksames Therapeutikum, sollte jedoch eine Dosierung von 0,5% nicht überschreiten. In früheren Zeiten räucherte man in Räumen von Schwerkranken zur Desinfektion mit Salbeiblättern.
Warnhinweise:	Salbeiöl gehört in die Hand erfahrener Therapeuten! Es wirkt stark abortiv, deshalb nicht in der Schwangerschaft anwenden! Salbei wirkt auch neurotoxisch, deshalb nicht bei Epilepsie verwenden! Babys und Kinder können mit Atemnot reagieren.
Gewinnung:	Wasserdampfdestillation der Blätter Aus 100 kg Blättern erhält man 1l Öl.
Vorkommen:	In Europa und im ganzen Mittelmeerraum
Duft:	würzig, klar, krautig
Element:	Wasser/ etwas Feuer
Duftnote:	Kopfnote

Sandelholz (Santalum album)

Pflanzenfamilie:	Sandelholzgewächse (Santalaceae)
Wirkung körperlich:	Desinfizierend, virenhemmend, krampflösend, lymphflussanregend, immunsystemstärkend, hautpflegend, hautregenerierend, wundheilend, blutdrucksenkend, entzündungshemmend, hormonell ausgleichend; bei Menstruationsbeschwerden, Wechseljahrsbeschwerden, Venenbeschwerden, Hämorrhoiden, allgemein zur Hautpflege, bei Hautproblemen, Hautunreinheiten, Akne, Milchschorf, Schuppenflechte, Neurodermitis, Wunden, Blasenentzündung, Angina, Zahnfleischentzündung, Mundschleimhautentzündung und Aphthen.
Wirkung seelisch:	Stark entspannend, ausgleichend, stimmungsaufhellend, aufbauend, antidepressiv, beruhigend, sexuell anregend, das Loslassen erleichternd; bei Unruhe, Stress, Nervosität, depressiver Verstimmungen, stressbedingten Beschwerden, Schlafstörungen, Ängsten und Burn- Out- Syndrom.
Hintergrund:	Aus dem Kernholz vierzig Jahre alter Bäume wird das Sandelholzöl gewonnen. Das zieht unweigerlich einen bedrohlichen Abbau des Baumbestandes nach sich. Deshalb gibt die indische Regierung nur noch vorgegebene Ernteflächen frei, was den Preis für Sandelholz in die Höhe treibt. Man kann auch das etwas preisgünstigere „Sandelholzöl neukaledonisch" (Santalum austro caledonium) wählen, das therapeutisch eine ähnliche Wirkung hat. In Asien zählt Sandelholzöl zu den „heiligen" Ölen. Es ist auch als „Ritual- und Tantraöl" willkommen. Phantasie, schöpferische Kräfte und spirituelle Erfahrungen werden seiner Wirkung zugeschrieben. Sandelholz wird auch in Verbindung mit anderen Pflanzen destilliert: Das Rosen Attar wird durch Wasserdampfdestillation von Rose mit Sandelholz, das Safran Attar durch Wasserdampfdestillation von Safran mit Sandelholz gewonnen.
Warnhinweise:	keine bekannt
Gewinnung:	Wasserdampfdestillation des Holzes Aus 25 kg Holz erhält man 1l Öl.
Vorkommen:	Vorwiegend in Indien und Neukaledonien
Duft:	warm, holzig, balsamisch
Element:	Erde/ etwas Feuer
Duftnote:	Herz/Basisnote

Schafgarbe (Achillea millefolium)

Pflanzenfamilie:	Korbblütler (Asteraceae)
Wirkung körperlich:	Entzündungshemmend, stark hautregenerierend, hautpflegend, wundheilend, schmerzstillend, verdauungsfördernd, blutdrucksenkend, entkrampfend, schleimlösend, fiebersenkend; bei Wunden, Verletzungen, Narben, Akne, Wundliegen, Geschwüren, offenen Beinen, Hämorrhoiden, Nervenentzündung, Nervenschmerzen, Sehnenscheidenentzündung, Schmerzen allgemein, Rheuma, Gicht, Menstruationsbeschwerden, Magenverstimmung, Unwohlsein, Übelkeit, Erbrechen, Appetitlosigkeit, Blähungen, Bauchschmerzen, Verdauungsbeschwerden, Magen-Darm-Beschwerden, Darmentzündung, Blasenentzündung, Nierenproblemen, Erkältungskrankheiten, bei grippalem Infekt, Grippe, Schnupfen, Stirn-und Nebenhöhlenentzündung, bei Bronchialkrankheiten, Husten, Hustenreiz, Ohrenschmerzen, Gliederschmerzen, Heiserkeit und Fieber.
Wirkung seelisch:	Ausgleichend, entspannend, beruhigend, psychisch stärkend, stimmungsaufhellend, das Loslassen erleichternd, schlaffördernd; bei Stress, Unruhe, Burn-Out-Syndrom und Ängsten.
Hintergrund:	Schafgarbenöl besitzt durch seinen Inhaltsstoff Azulen die gleiche Farbe wie „Kamille blau".
Warnhinweise:	Nicht für Schwangere, Babys und Kleinkinder verwenden. Nicht über 0,5% dosieren.
Gewinnung:	Wasserdampfdestillation des Krautes Aus 625 kg Kraut erhält man 1l Öl.
Vorkommen:	Vorwiegend in Europa
Duft:	warm, krautig, bitter- aromatisch
Element:	Erde/ etwas Wasser
Duftnote:	Herznote

Spearmint (Mentha spicata)

Pflanzenfamilie:	Lippenblütler (Limiaceae)
Wirkung körperlich:	Antibakteriell, desinfizierend, virenhemmend, pilztötend (Haut-, Fuß-, Nagel- und Vaginalpilz), stark entzündungshemmend, schleimlösend, fiebersenkend, appetitanregend, verdauungsfördernd, magenstärkend, krampflösend, hautregenerierend, schmerzstillend, leicht betäubend, wundheilend; bei Verletzungen, Akne, Hautunreinheiten, Narben, Erkältungskrankheiten, Atemwegserkrankungen, grippalem Infekt, Übelkeit, Schnupfen, Stirn-und Nebenhöhlenentzündung, Bronchialkrankheiten, Asthma, Husten, Hustenreiz, Gliederschmerzen, Fieber, bei Insektenstichen, Kopfschmerzen und Migräne.
Wirkung seelisch:	Anregend, aktivierend, belebend, erfrischend, konzentrationsfördernd, vitalisierend, stärkend; bei Erschöpfung, Jetlag, Müdigkeit, Mutlosigkeit und Schwäche.
Hintergrund:	Spearmint ist auch unter dem Namen „Krauseminze" bekannt. Seine Inhaltsstoffe und Wirkung sind der „Nanaminze" sehr ähnlich.
Warnhinweise:	Nicht für Schwangere und Kinder unter 6 Jahren geeignet.
Gewinnung:	Wasserdampfdestillation der Blätter Aus 100 kg Blättern erhält man 1l Öl.
Vorkommen:	In Europa, Südostasien und Nordamerika
Duft:	frisch, grün, klar
Element:	Luft/ Feuer
Duftnote:	Kopfnote

Speiklavendel (Lavandula latifolia)

Pflanzenfamilie: Lippenblütler (Limiaceae)

Wirkung körperlich: Stark antibakteriell, stark desinfizierend, virenhemmend, pilztötend (Haut-, Fuß-, Nagel- und Vaginalpilz), schleimlösend, fiebersenkend, immunsystemstärkend, entzündungshemmend, schmerzlindernd, herzstärkend, magenstärkend, durchblutungsfördernd, erwärmend, hautregenerierend, wundheilend, juckreizstillend, bei Entzündungen allgemein, Krämpfen, Menstruationsbeschwerden, Erkältungskrankheiten, grippalem Infekt, Schnupfen, Stirn- und Nebenhöhlenentzündung, Bronchialkrankheiten, bei Husten, Hustenreiz, Ohrenschmerzen, Gliederschmerzen, Heiserkeit, Fieber, Wunden, Verletzungen, Verbrennungen, Brandwunden, Narben, Geschwüre, Juckreiz, Muskelverspannung, Muskelschmerzen, Muskelkater, Sportverletzungen, Gelenkschmerzen, Gelenkentzündung, Arthrose, Kreuzschmerzen, Hexenschuss, rheumatische Beschwerden, gegen Insekten und Parasiten.

Wirkung seelisch: Anregend, aktivierend, belebend, erfrischend, konzentrationsfördernd, vitalisierend; bei Erschöpfung, Jetlag, Müdigkeit, Mutlosigkeit und Schwäche.

Hintergrund: Der Speiklavendel wächst in etwa 300m- 500m Höhe. Er ist eine wichtige Grundlage für den „Lavandin", der eine Kreuzung des „wilden Lavendels" mit dem Speiklavendel ist.

Warnhinweise: Nicht in der Schwangerschaft und für Kinder anwenden.

Gewinnung: Wasserdampfdestillation der Blätter
Aus 200 kg Blättern erhält man 1l Öl.

Vorkommen: Vor allem im Mittelmeerraum
Duft: frisch, krautig, lavendelartig, leicht kampfrig
Element: Luft/ Feuer
Duftnote: Herznote

Styrax (Liquidambar orientalis)

Pflanzenfamilie:	Zaubernussgewächse (Hamamelidaceae)
Wirkung körperlich:	Desinfizierend, krampflösend, entzündungshemmend, haut-regenerierend, hautpflegend, wundheilend; bei Erkältungskrankheiten, grippalem Infekt, Schnupfen, Stirn- und Nebenhöhlenentzündung, Bronchialkrankheiten, Atemwegsinfektionen, Husten, Hustenreiz, Halsschmerzen, Gliederschmerzen, Heiserkeit, Wunden, Verletzungen, bei Akne, Hautunreinheiten, Krätze, Narben, Wundliegen, Geschwüren, Zahnfleischentzündungen und gegen Parasiten.
Wirkung seelisch:	Ausgleichend, entspannend, beruhigend, psychisch stärkend, konzentrationsfördernd, nervenstärkend, stabilisierend, stimmungsaufhellend, antidepressiv, schlaffördernd; bei Reizbarkeit, Stress, Unruhe, Burn-Out-Syndrom, Ängsten, Nervosität, Schlafstörungen, Winterdepression, Antriebslosigkeit und zur Meditation.
Hintergrund:	Styrax kennt man auch unter dem Namen „Amber". Das duftende Harz wird durch Anritzen der Rinde gewonnen. Es dient als „Meditationsöl" und ist Bestandteil von wertvollem Räucherwerk.
Warnhinweise:	keine bekannt
Gewinnung:	Wasserdampfdestillation des Harzes
Vorkommen:	In Europa, Asien, Nordamerika
Duft:	harzig, balsamisch, süß
Element:	Wasser/ Erde
Duftnote:	Basisnote

Teebaum (Melaleuca alternifolia)

Pflanzenfamilie: Myrtengewächse (Myrtaceae)

Wirkung körperlich: Stark antibakteriell, stark desinfizierend, virenhemmend, pilztötend (Haut-, Fuß-, Nagel- und Vaginalpilz), infektionshemmend, immunsystemstärkend, entzündungshemmend, schmerzlindernd, durchblutungsfördernd, hautregenerierend, wundheilend, juckreizstillend, schleimlösend, fiebersenkend; bei Herpeserkrankungen, Mundschleimhautentzündung, Aphthen, Erkältungskrankheiten, grippalem Infekt, Schnupfen, Stirn-und Nebenhöhlenentzündung, Bronchialkrankheiten, Husten, Hustenreiz, Ohrenschmerzen, Gliederschmerzen, Heiserkeit, Fieber, bei Wunden, Verletzungen, Narben, Neurodermitis, Wundliegen, Geschwüren, Warzen, Ekzemen, Juckreiz, gegen Insekten und Parasiten.

Wirkung seelisch: Ausgleichend, entspannend, stimmungsaufhellend, stabilisierend, beruhigend, psychisch stärkend; bei Stress, Unruhe, Burn-Out-Syndrom, Ängsten und Schlafstörungen.

Hintergrund: Das Teebaumöl, auch „Tea-Tree" genannt, sollte in keiner Hausapotheke fehlen. Mit „Lavendel" und „Thymian thymol" zusammen dient es als besonders wirksames Desinfektionsmittel. Es gibt außerdem noch das „Teebaum bush oil" aus Wildsammlung. Dieses ist im Duft deutlich zarter und ausgewogener als das Teebaumöl.

Warnhinweise: Teebaumöl ist nach Anbruch maximal 6 Monate haltbar, da es sich durch Sauerstoffzufuhr verändert und hautreizendes Ascardiol bildet.

Gewinnung: Wasserdampfdestillation der Blätter
Aus 50 kg Blättern erhält man 1l Öl.

Vorkommen: Vorwiegend in Australien
Duft: frisch, kampfrig, würzig, streng
Element: Luft/ Feuer/ etwas Erde
Duftnote: Herznote

Thymian (Thymus serpyllum)

Pflanzenfamilie: Lippenblütler (Limiaceae)

Wirkung körperlich: Stark antibakteriell, stark virenhemmend, pilztötend (Haut-, Fuß-, Nagel- und Vaginalpilz), schleimlösend, fiebersenkend, immunsystemstärkend, durchblutungsfördernd, herz- kreislaufanregend, appetitanregend, verdauungsfördernd, erwärmend, schmerzstillend; bei Erkältungskrankheiten, grippalem Infekt, Grippe, Schnupfen, Stirn-und Nebenhöhlenentzündungen, Angina, Bronchialkrankheiten, Husten, Hustenreiz, Ohrenschmerzen, Gliederschmerzen, Heiserkeit, Fieber, Magenverstimmung, Unwohlsein, Übelkeit, Erbrechen, Blähungen, Bauchschmerzen, Magen-Darm-Beschwer-den, Verdauungsbeschwerden, Darmparasiten, bei Warzen, Furunkeln, Muskelverspannung, Muskel-schmerzen, Muskelkater, Sportverletzungen, Gelenk-schmerzen, Gelenkentzündung, Arthrose, rheumatischen Beschwerden, Gicht, Arthritis und gegen Parasiten.

Wirkung seelisch: Stark anregend, erfrischend, konzentrationsfördernd, aktivierend; bei Erschöpfung, Jetlag, Müdigkeit, Schwäche, Mutlosigkeit und Angstzuständen.

Hintergrund: Diesen Thymian kennt man auch als „Quendel" oder „Feldthymian". Er ist wegen seines hohen Gehaltes an Phenolen der stärkste aller Thymianarten.

Warnhinweise: Stark hautreizend; nicht für Kleinkinder und nicht in der Schwangerschaft geeignet; niemals pur auf Haut und Schleimhäute auftragen.

Gewinnung: Wasserdampfdestillation des Krautes
Aus 50 kg Kraut erhält man 1l Öl.

Vorkommen: Im Mittelmeerraum, Indien und Nordamerika
Duft: frisch, mild, krautig
Element: Feuer
Duftnote: Herz/Basisnote

Thymian Linalool (Thymus vulgaris a linalol)

siehe Thymian Thymol => Hintergrund

Thymian Thymol (Thymus vulgaris a thymol)

Pflanzenfamilie:	Lippenblütler (Limiaceae)
Wirkung körperlich:	Stark antibakteriell, stark virenhemmend, pilztötend (Haut-, Fuß-, Nagel- und Vaginalpilz), schleimlösend, fiebersenkend, immunsystemstärkend, durchblutungsfördernd, herz- kreislaufanregend, appetitanregend, verdauungsfördernd, blähungswidrig, erwärmend, schmerzstillend; bei Erkältungskrankheiten, grippalem Infekt, Grippe, Schnupfen, Stirn-und Nebenhöhlenentzündung, Bronchialkrankheiten, Husten, Hustenreiz, Ohrenschmerzen, Gliederschmerzen, bei Heiserkeit, Angina, Fieber, Magenverstimmung, Unwohlsein, Übelkeit, Erbrechen, Bauchschmerzen, Magen-Darm-Beschwerden, Verdauungsbeschwerden, Darmparasiten, bei Warzen, Furunkeln, Muskelverspannung, Muskelschmerzen, Muskelkater, Sportverletzungen, Gelenkschmerzen, Gelenkentzündung, Arthrose, rheumatische Beschwerden, Gicht, Artritis und gegen Parasiten.
Wirkung seelisch:	Stark anregend, erfrischend, konzentrationsfördernd, aktivierend; bei Erschöpfung, Jetlag, Müdigkeit, Schwäche, Mutlosigkeit und Angstzuständen.
Hintergrund:	Bei Thymianpflanzen unterscheiden wir verschiedene Chemotypen, die sich -standortbedingt- in ihren Inhaltsstoffen unterscheiden. Der „Thymian Thymol" ist ein kräftiger Thymian mit starker Wirkung, schon in geringer Dosierung. Der „Thymian Linalol", der sogenannte „Kinderthymian" oder „Zitronenthymian", duftet zitronig und ist ausgesprochen gut verträglich. In seiner Wirkung ist er weniger intensiv als der Thymian Thymol; deshalb diesbezüglich keine Warnhinweise.
Warnhinweise:	Stark hautreizend; nicht für Kleinkinder, nicht in der Schwangerschaft anwenden.
Gewinnung:	Wasserdampfdestillation des Krautes Aus 100- 140 kg Kraut erhält man 1l Öl.
Vorkommen:	Im Mittelmeerraum, in Indien und Nordamerika
Duft:	intensiv, krautig, herb
Element:	Feuer
Duftnote:	Herz/Basisnote

Tolu Resinoid (Myroxylon balsamum)

Pflanzenfamilie:	Schmetterlingsblütler (Leguminosae)

Wirkung körperlich: Antibakteriell, entzündungshemmend, schleimlösend, krampflösend, hautpflegend, wundheilend; bei Erkältungskrankheiten, grippalem Infekt, Grippe, Schnupfen, Stirn-und Nebenhöhlenentzündung, Bronchialkrankheiten, Husten, Hustenreiz, Halsschmerzen, Gliederschmerzen, Heiserkeit, bei Wunden, Verletzungen, Akne, Hautunreinheiten, Narben, Wundliegen, Ekzemen und Geschwüren.

Wirkung seelisch: Ausgleichend, entspannend, beruhigend, psychisch stärkend, konzentrationsfördernd, nervenstärkend, stabilisierend, stimmungsaufhellend, antidepressiv; bei Stress, Unruhe, Burn-Out-Syndrom, Ängsten, Nervosität, Schlafstörungen, Winterdepressionen und Antriebslosigkeit.

Hintergrund: Der Duft von Tolu erinnert an Weihnachten.

Warnhinweise: Allergische Reaktionen sind möglich.

Gewinnung: Alkoholextraktion des Harzes
Aus18 kg Harz erhält man 1l Öl.

Vorkommen: Vorwiegend in Südamerika
Duft: balsamisch, süß, vanillig
Element: Erde/ Wasser
Duftnote: Basisnote

Tonka- Extrakt (Dipteryx odorata)

Pflanzenfamilie: Schmetterlingsblütler (Leguminosae)

Wirkung körperlich: Schmerzlindernd, durchblutungsfördernd, erwärmend , entzündungshemmend, lymphflussanregend, entkrampfend, hautregenerierend, wundheilend, hormonregulierend; bei Schmerzen allgemein, Bauchschmerzen, Bauchkrämpfen, Menstruationsbeschwerden, Wechseljahrsbeschwerden, Cellulite, bei rheumatischen Beschwerden, Gelenkentzündungen, Gelenkschmerzen, Muskelverspannung, Muskelschmerzen, Muskelkater und Sportverletzungen.

Wirkung seelisch: Nervenentspannend, ausgleichend, stark beruhigend, psychisch stärkend, stimmungsaufhellend, antidepressiv, erotisierend; bei Stress, Unruhe, Burn-Out-Syndrom, Ängsten, Schlafstörungen, Winterdepression und Trauer.

Hintergrund: Die Tonkabohne ist ein altbewährtes Kuchengewürz. Als ätherisches Öl findet man Tonka auch in Parfums. Das sehr zähflüssige Öl kann mit Alkohol verdünnt werden.

Warnhinweise: Keine bekannt

Gewinnung: Alkoholextraktion der Früchte
Aus 50 kg Früchten erhält man 1l Öl.

Vorkommen: In Südamerika, Asien und Westafrika
Duft: warm, süß, erotisch, balsamisch
Element: Erde/ etwas Wasser
Duftnote: Basisnote

Tulsi (Ocimum sanctum)

Pflanzenfamilie: Lippenblütler (Limiaceae)

Wirkung körperlich: Antibakteriell, virenhemmend, entzündungshemmend, schmerzstillend, fiebersenkend, immunsystemstärkend, durchblutungsfördernd, blutdrucksteigernd, herzstärkend, entkrampfend; bei Muskelverspannung, Muskelschmerzen, Muskelkater, Sportverletzungen, Gelenkschmerzen, Gelenkentzündungen, Kreuzschmerzen, Hexenschuss und bei rheumatischen Beschwerden.

Wirkung seelisch: Anregend, aktivierend, belebend, stärkend, erfrischend, konzentrationsfördernd, vitalisierend; bei Erschöpfung, Jetlag, Müdigkeit, Mutlosigkeit und Schwäche.

Hintergrund: Tulsi ist auch unter dem Namen „heiliges Basilikum" bekannt. Es sollte nicht höher als 1%ig dosiert angewendet werden.

Warnhinweise: Hautreizungen sind möglich. Nicht in der Schwangerschaft und bei Kindern anwenden.

Gewinnung: Wasserdampfdestillation des Krautes

Vorkommen: In Südostasien
Duft: frisch, aromatisch, grün
Element: Erde
Duftnote: Kopfnote

Vanilleextrakt (Vanilla planifolia)

Pflanzenfamilie:	Orchideengewächse (Orchidaceae)
Wirkung körperlich:	Antibakteriell, pilztötend (Haut-, Fuß- und Vaginalpilz), entzündungshemmend, krampflösend, schmerzlindernd, erwärmend, appetitanregend; bei chronischen Schmerzen, Bauchschmerzen, Bauchkrämpfen, Magenkrämpfen und Menstruationsbeschwerden.
Wirkung seelisch:	Entspannend, harmonisierend, ausgleichend, beruhigend, psychisch stärkend, stimmungsaufhellend, antidepressiv, sexuell anregend; bei Gefühlskälte, Stress, Burn-Out-Syndrom, Angstzuständen, Unruhe, Schlafstörungen, Trauer und Mutlosigkeit.
Hintergrund:	Vanille war schon bei den Indianern ein beliebtes Gewürz- und Heilmittel. Heutzutage findet man das Vanillearoma in Süßwaren wie Schokolade und Pralinen, in Parfums und in der Aromaküche.
Warnhinweise:	keine bekannt
Gewinnung:	Alkoholextraktion der schotenartigen Früchte Aus 3 kg Schoten erhält man 1l Öl.
Vorkommen:	In Madagaskar, Mexiko und auf den Kumoren
Duft:	süß, warm, blumig
Element:	Wasser/ Erde
Duftnote:	Basisnote

Vetiver (Vetiveria zizanoides)

Pflanzenfamilie:	Süßgräser (Poaceae)
Wirkung körperlich:	Antibakteriell, immunsystemstärkend, sanft durchblutungs-fördernd, sehr hautpflegend, hautregenerierend, wundhei-lend, krampflösend, juckreizstillend, hormonregulierend; zur Hautpflege, Juckreiz, Akne, Hautunreinheiten, Wunden, Verletzungen, Narben, zur Venenpflege, bei Venenprobleme, bei Menstruationsprobleme, Wechseljahrsbeschwerden, Allergien, gegen Motten und Insekten.
Wirkung seelisch:	Stark harmonisierend, ausgleichend, entspannend, beruhi-gend, sehr erdend, psychisch stärkend, stimmungsaufhellend, antidepressiv, sexuell anregend, antidepressiv, stressreduzie-rend; Bei innerer Unruhe, Burn-Out-Syndrom, bei Angstzuständen, Nervosität und Schlafstörungen.
Hintergrund:	Vetiveröl wird aus den Wurzeln des widerstandsfähigen Vetivergrases gewonnen, das vor allem in subtropischen Ländern wächst und dort zum Schutz vor Bodenerosionen gepflanzt wird. Es ist ein sehr dickflüssiges ätherisches Öl, das mit Alkohol verdünnt werden kann. Häufig wird es als Fixativ in Parfums verwendet.
Warnhinweise:	keine bekannt
Gewinnung:	Wasserdampfdestillation der Wurzeln Aus 50 kg Wurzeln erhält man 1l Öl.
Vorkommen:	In allen subtropischen Gebieten wie Sri Lanka, Indonesien, El Salvador
Duft:	schwer, moosig, dunkel, erdig
Element:	Erde/ Erde
Duftnote:	Basisnote

Wacholderbeere (Juniperus communis)

Pflanzenfamilie: Zypressengewächse (Cupressaceae)

Wirkung körperlich: Raumluftdesinfizierend, antibakteriell, harntreibend, entzündungshemmend, leber- und galleanregend, stoffwechselfördernd, entwässernd, entschlackend, verdauungsfördernd, durchblutungsfördernd, blutdrucksteigernd, blutreinigend, entkrampfend, schmerzlindernd, lymphentstauend; bei Cellulite, schweren Beinen, Venenbeschwerden, Krampfadern, Hautentzündungen, Akne, Hämorrhoiden, bei Harnwegsinfekten, Blasenentzündung, Nierenbeckenentzündung, Nierensteine, Muskelverspannung, Muskelschmerzen, Muskelkater, Sportverletzungen, Gelenkschmerzen, Gicht, rheumatische Beschwerden und Rheuma.

Wirkung seelisch: Anregend, aktivierend, belebend, stärkend, erfrischend, konzentrationsfördernd, vitalisierend, innerlich reinigend; bei Erschöpfung, Jetlag, Müdigkeit, Mutlosigkeit, Angstzuständen und Schwäche.

Hintergrund: Aus den Zweigen des Wacholderbaumes kann ebenso Wacholderöl gewonnen werden. Es duftet etwas herber und unterscheidet sich in der Wirkungsweise kaum vom hier beschriebenen Wacholderbeerenöl. Das Wacholderbeerenöl ist wegen seines geringeren Monoterpengehalts allerdings verträglicher.

Warnhinweise: In der Schwangerschaft nur in Verbindung mit therapeutischer Beratung anwenden.

Gewinnung: Wasserdampfdestillation der Beeren
Aus 100 kg Beeren erhält man 1l Öl.

Vorkommen: Vorwiegend im Mittelmeerraum
Duft: frisch, grün, waldig, fruchtig
Element: Feuer/ Erde
Duftnote: Kopfnote

Weihrauch arabisch (Boswellia sacra)

Pflanzenfamilie: Balsambaumgewächse (Burseraceae)

Wirkung körperlich: Antibakteriell, virenhemmend, stark entzündungswidrig, schleimlösend, fiebersenkend, immunsystemstärkend, hautregenerierend, wundheilend, krampflösend, schmerzstillend, durchblutungsfördernd; bei rheumatischen Beschwerden, Gelenkschmerzen, Gelenkentzündungen, Erkältungskrankheiten, grippalem Infekt, Grippe, Schnupfen, Stirn- und Nebenhöhlenentzündung, Bronchialerkrankungen, Husten, Hustenreiz, Ohrenschmerzen, Gliederschmerzen, bei Heiserkeit, Angina, Asthma, Kurzatmigkeit, Allergien, Wunden, Verletzungen, Akne, Hautunreinheiten, Narben, Falten, bei Wundliegen und Geschwüren.

Wirkung seelisch: Ausgleichend, entspannend, beruhigend, psychisch stärkend, stimmungsaufhellend, antidepressiv; bei geistiger Unklarheit, Stress, innerer Unruhe, Burn-Out-Syndrom, Ängsten, Nervosität, Schlafstörungen und Erschöpfung.

Hintergrund: Das „Weihrauchöl arabisch" ist wohl das bekanntere. Je nach Herkunft des Weihrauchs - aus Arabien oder Indien – unterscheiden sich deren Inhaltsstoffe. Das „Weihrauchöl indisch" (Boswellia serrata) hat einen höheren Anteil an Alpha-Thujen, duftet daher viel frischer. Die körperliche Wirkung beider Weihrauchöle ist nahezu gleich. Das „Weihrauchöl indisch" wirkt allerdings stärker bei mentaler Erschöpfung. Weihrauchöl wird zum Meditieren, Weihrauchharz als Räucherwerk verwendet.

Warnhinweise: Bei Überdosierung kann Benommenheit auftreten.

Gewinnung: Wasserdampfdestillation des Harzes
Aus 11- 20 kg Harz erhält man 1l Öl.

Vorkommen: Vor allem in Äthiopien, Somalia, Jemen, Oman und Indien
Duft: harzig, balsamisch, süß
Element: Feuer/ etwas Luft
Duftnote: Basisnote

Weißtanne (Abies alba)

Pflanzenfamilie:	Kieferngewächse (Pinaceae)
Wirkung körperlich:	Virenhemmend, antibakteriell, raumluftdesinfizierend, schleimlösend, fiebersenkend, durchblutungsfördernd, immunsystemstärkend, schmerzlindernd, entzündungshemmend; bei Erkältungskrankheiten, grippalem Infekt, Grippe, Schnupfen, Stirn- und Nebenhöhlenentzündung, Bronchialerkrankungen, bei Husten, Hustenreiz, Heiserkeit, Fieber, Ohrenschmerzen, Gliederschmerzen, Gelenkschmerzen, Gelenkentzündungen und rheumatischen Beschwerden.
Wirkung seelisch:	Anregend, aktivierend, belebend, erfrischend, konzentrationsfördernd; bei Erschöpfung, schlechten Träumen, Unausgeglichenheit, Jetlag, Müdigkeit, Mutlosigkeit und Schwäche.
Hintergrund:	Nicht nur in der Weihnachtszeit ist das Weißtannenöl ein beliebter Duft. Für Saunaaufgussmischungen, Aftershaves, Inhalationsmischungen ist es willkommen. In der Duftlampe bietet sich dieses Öl zur Raumluftverbesserung auch an.
Warnhinweise:	keine bekannt
Gewinnung:	Wasserdampfdestillation der benadelten Zweige Aus 140 kg Zweigen erhält man 1l Öl.
Vorkommen:	In Europa, Nordamerika und Ostasien
Duft:	frisch, klar, waldig, harzig
Element:	Erde/ etwas Feuer
Duftnote:	Kopf-/Herznote

Wiesenkönigin (Filipendula ulmaria – mit Rosmarinus officinalis)

Pflanzenfamilie:	Rosengewächse (Rosaceae)
Wirkung körperlich:	Antibakteriell, virenhemmend, schleimlösend, entgiftend, entschlackend, entwässernd, durchblutungsfördernd, stoffwechselanregend, blutdrucksteigernd, kreislaufanregend; bei Herz-Kreislaufschwäche, Muskelschmerzen, Muskelkater, Muskelschwäche, Sportverletzungen, Hexenschuss, bei Gelenkentzündung, rheumatischen Beschwerden, bei Erkältungskrankheiten, grippalem Infekt, Grippe, Stirn- und Nebenhöhlenentzündung, Schnupfen, Bronchitis, Übelkeit, Übersäuerung, Nierenerkrankungen, Blasenentzündungen, Cellulite und Kopfschmerzen.
Wirkung seelisch:	Anregend, aktivierend, belebend, erfrischend, konzentrationsfördernd, vitalisierend, bei Erschöpfung, Jetlag, Müdigkeit, Mutlosigkeit und Schwäche
Hintergrund:	Wiesenkönigin kennt man auch unter dem Namen „Echtes Mädesüß". Aus ihr wurde 1838 zum ersten Mal die Salicylsäure gewonnen, die in Kopfschmerzmitteln zu finden ist. Das ätherische Wiesenköniginöl wird aus der Wiesenkönigin zusammen mit Rosmarin durch Wasserdampfdestillation gewonnen. Duft und Wirkung beider Pflanzen ergänzen sich entsprechend.
Warnhinweise:	Nicht für Kleinkinder, Schwangere und bei Bluthochdruck anwenden.
Gewinnung:	Wasserdampfdestillation des Krautes zusammen mit Rosmarin Aus 150 kg Kraut erhält man 1l Öl.
Vorkommen:	Vorwiegend in Europa
Duft:	frisch, krautig, leicht blumig
Element:	Feuer/ Erde
Duftnote:	Kopfnote

YlangYlang (Canaga odorata)

Pflanzenfamilie:	Flaschenbaumgewächse (Annonaceae)
Wirkung körperlich:	Antibakteriell, krampflösend, leicht blutdrucksenkend, ent-zündungshemmend, hautregenerierend, wundheilend, juck-reizstillend, immunsystemstärkend, hormonregulierend; bei Allergien, Hautjucken, zur Haut- und Haarpflege, bei Wunden, Verletzungen, Akne, Hautunreinheiten, bei Menstruationsbeschwerden, Wechseljahrsbeschwerden und nervös bedingten Beschwerden.
Wirkung seelisch:	Ausgleichend, entspannend, beruhigend, psychisch stärkend, stimmungsaufhellend, antidepressiv, sexuell anregend; bei Unsicherheit, Zweifel, Stress, Unruhe, Burn-Out-Syndrom, Äng-sten und Nervosität.
Hintergrund:	Bei der Destillation von Ylang-Ylang erhält man zwei unter-schiedliche Qualitäten: Nach ca zwei bis drei Stunden Destillation gewinnt man das „YlangYlang extra", einen reinen Blütenduft: süß, exotisch und blumig. Mit seinem erhöhten Estergehalt ist er als fein-ster Blütenduft eine begehrte Substanz für Parfums und Kosmetika. „YlangYlang komplett" ist der vollständige Auszug nach zwanzig Stunden Destillation. Durch seinen höheren Sesquiterpenanteil und alle gewonnenen übrigen Inhaltsstoffe wird „YlangYlang komplett" als ausgewogenes Öl für die ganzheitlich orientierte Aromatherapie empfohlen. YlangYlang gilt als eines der „weiblichsten" Blütenöle, mit sei-nem Hauch von Luxus und Erotik. YlangYlang kann bei bei Überdosierung leichte Kopfschmerzen verursachen.
Warnhinweis:	Nicht bei niedrigem Blutdruck.
Gewinnung:	Wasserdampfdestillation der Blüten Aus 50 kg Blüten erhält man 1l Öl.
Vorkommen:	Auf den Philippinen, den Komoren, auf Madagaska, Java, Sumatra, Réunion, Sansibar
Duft:	blumig, erotisch, süß, exotisch
Element:	Wasser/ etwas Erde
Duftnote:	Herznote

Ysop (Hyssopus officinalis)

Pflanzenfamilie:	Lippenblütler (Limiaceae)
Wirkung körperlich:	Stark schleimlösend, stark antibakteriell, virenhemmend, desinfizierend, durchblutungsfördernd, wundheilend, herzstärkend, blutdrucksteigernd, appetitanregend; bei Erkältungskrankheiten, grippalem Infekt, Grippe, Schnupfen, Heuschnupfen, Stirn -und Nebenhöhlenentzündung, Bronchialerkrankungen, Husten, Hustenreiz, Asthma, Halsschmerzen, Heiserkeit, bei Gliederschmerzen, Rheuma, Ekzemen und Blutergüssen.
Wirkung seelisch:	Anregend, aktivierend, belebend, erfrischend, konzentrationsfördernd, vitalisierend; bei Erschöpfung, Jetlag, Müdigkeit, Mutlosigkeit, Schwäche und nach schwerer Krankheit.
Hintergrund:	Der Chemotyp „Ysop decumbens" (Hyssopus officinalis ssp. aristatus) wird aus dem „kriechenden Ysop" gewonnen. Dieser - auch als „Bienenkraut" oder „Heiligenkraut" bekannt- ist milder und wird deshalb auch von Kindern in geringer Dosierung gut vertragen.
Warnhinweis:	Ysopöl sollte mit Bedacht eingesetzt werden, da es ein sehr kräftiges ätherisches Öl ist. Nur sehr gering dosieren! Nicht für Schwangere und Kinder unter zwölf Jahren geeignet, auch nicht bei Bluthochdruck. Es wirkt neurotoxisch, deshalb nicht für Menschen mit Neigung zur Epilepsie und zu Asthmaanfällen geeignet.
Gewinnung:	Wasserdampfdestillation des Krautes Aus 100 kg Kraut erhält man 1l Öl.
Vorkommen:	In Südosteuropa und Vorderasien
Duft:	würzig, süß, leichte Honignote
Element:	Feuer/ Luft
Duftnote:	Kopfnote

Ysop decumbens (Hyssopus officinalis ssp. aristatus)

siehe Ysop => Hintergrund

Zeder (Cedrus atlantica)

Pflanzenfamilie:	Kieferngewächse (Pinaceae)
Körperliche Wirkung:	Wundheilend, hautregenerierend, schmerzstillend, antibakteriell, desinfizierend, entzündungshemmend, schleimlösend, fiebersenkend, blutdrucksenkend; bei Verletzungen, Juckreiz, Narben, Akne, Hautunreinheiten, zur Haut- und Haarpflege, bei Kopfschuppen, bei Schwangerschaftsstreifen, Asthma, Allergien, Heuschnupfen, Erkältungskrankheiten, grippalem Infekt, Grippe, Schnupfen, Stirn-und Nebenhöhlenentzündung, Bronchialerkrankungen, Husten, Hustenreiz, Keuchhusten, Heiserkeit, Fieber, Ohrenschmerzen, Gliederschmerzen, Blasenentzündung, Menstruationsbeschwerden, Wechseljahrsbeschwerden, gegen Insekten, Parasiten, Läuse, Milben und Krätzemilben.
Wirkung seelisch:	Allgemein stärkend, Körper und Geist harmonisierend, psychisch stärkend, stimmungsaufhellend, antidepressiv, entspannend, beruhigend; bei Stress, Angstzuständen, Unruhe, Burn-Out-Syndrom, Ängsten, Nervosität, bei Trauer und zur Sterbebegleitung.
Hintergrund:	Es gibt verschiedene Arten von Zedernholzöl. Beim Kauf sollte man darauf achten, dass das Zederholznöl von echten Zedern stammt.
Dazu zählen:	die Atlaszeder (Cedrus atlantica) die Himalayazeder (Cedrus deodora) die Libanonzeder (Cedrus libani) die Zypernzeder (Cedrus previfolia) Andere Zedernöle, die man auf dem Markt findet, sind amerikanische Sorten der „Virginia- oder Texaszeder". Sie gehören zur Familie der „Juniperus-Arten". Ihr Öl hat andere Inhaltsstoffe und kann zu Hautreizungen führen.
Warnhinweise:	keine bekannt
Gewinnung:	Wasserdampfdestillation des Holzes Aus 33 kg Holz erhält man 1l Öl.
Vorkommen:	Vorwiegend in Marokko und Frankreich
Duft:	holzig, warm, balsamisch
Element:	Erde/ etwas Feuer
Duftnote:	Herz/Basisnote

Zimt (Cinnamomum ceylanicum)

Pflanzenfamilie:	Lorbeergewächse (Lauraceae)

Wirkung körperlich: Zimtblätter:
Stark antibakteriell, virenhemmend, stark pilztötend (Fuß-, Nagel- und Vaginalpilz), schleimlösend, entzündungshemmend, durchblutungsfördernd, stark erwärmend, stark entkrampfend, stark schmerzstillend, anästhesierend, wehenfördernd, verdauungsfördernd; bei Magenverstimmung, Magen-Darm-Beschwerden, Bauchschmerzen, Verdauungsbeschwerden, Magendrücken, Magenkrämpfen, Menstruationsbeschwerden, ausbleibender Menstruation, Impotenz, Erkältungskrankheiten, grippalem Infekt, Grippe, Schnupfen, Stirn- und Nebenhöhlenentzündungen, Bronchialkrankheiten, Husten und Hustenreiz.

Zimtrinde: Bei Asthma, Ohrenschmerzen, Muskelverspannungen, Muskelschmerzen, Muskelkater, Sportverletzungen, Gelenkschmerzen, Gelenkentzündungen, Arthrose, rheumatische Beschwerden, gegen Insekten, Parasiten und Läuse.

Wirkung seelisch: Anregend, aktivierend, belebend, erfrischend, konzentrationsfördernd, vitalisierend, bei Erschöpfung, Jetlag, Müdigkeit, Mutlosigkeit, Schwäche und Schwächezuständen.

Hintergrund: Das „Zimtblätteröl" hat weniger Indikationen als das „Zimtrindenöl", ist aber besser hautverträglich. Es enthält einen hohen Anteil an Eugenol, weshalb es stark gegen Krankheitserreger wirkt. Das Zimtrindenöl ist durch einen hohen Anteil an Zimtaldehyd stark hautreizend. Es sollte stets mit Bedacht dosiert werden.
Zimtöl ist allgemein ein Duft für die kalte Jahreszeit. Es erfreut uns in weihnachtlichen Duftmischungen.

Warnhinweise: Zimtöl generell gering dosieren, denn es kann zu Hautreizungen führen. Nicht im Gesicht verwenden, nicht während der Schwangerschaft .

Gewinnung:
Zimtblätter: Wasserdampfdestillation der Blätter
Aus 60 kg Blättern erhält man 1l Öl.
Zimtrinde: Wasserdampfdestillation der Rinde
Aus 200 kg Rinde erhält man 1l Öl.

Vorkommen: Vor allem in Sri Lanka und auf den Seychellen
Duft: süß, würzig, warm
Element: Feuer/ etwas Erde
Duftnote: Herznote

Zirbelkiefer (Pinus cembra)

Pflanzenfamilie: Kieferngewächse (Pinaceae)

Wirkung körperlich: Stark raumluftdesinfizierend, schleimlösend, fiebersenkend, durchblutungsfördernd, schmerzstillend; bei Erkältungskrankheiten, grippalem Infekt, Grippe, Schnupfen, Stirn-und Nebenhöhlenentzündung, Bronchialkrankheiten, Husten, Hustenreiz, bei Ohrenschmerzen, Gliederschmerzen, Heiserkeit, Fieber, Asthma, Muskelverspannung, Muskelschmerzen, Muskelkater, Sportverletzungen, bei Gelenkschmerzen, Gelenkentzündungen, Arthrose, rheumatischen Beschwerden, gegen Insekten und Ungeziefer.

Wirkung seelisch: Anregend, aktivierend, belebend, erfrischend, befreiend, konzentrationsfördernd, vitalisierend; bei Antriebslosigkeit, Erschöpfung, Jetlag, Müdigkeit, Mutlosigkeit und Schwäche.

Hintergrund: Zirbelkiefer wird auch „Arve" genannt. Aus ihrem Holz wurden oft Berghütten gebaut. Die Zirbelkieferbäume können bis zu 1000 Jahre alt werden. Ihr Öl gilt als das heilkräftigste aller Kiefernöle. Es klärt die Atmosphäre und ist hervorragend geeignet zur Raumluftreinigung, speziell in verrauchten Zimmern und Stadtwohnungen.

Warnhinweise: keine bekannt

Gewinnung: Wasserdampfdestillation der Zweige
Aus 100 kg Zweigen erhält man 1l Öl.

Vorkommen: Vorwiegend in Europa und Sibirien
Duft: frisch, harzig, leicht herb
Element: Erde/ etwas Feuer
Duftnote: Kopf/Herznote

Zitrone (Citrus limon)

Pflanzenfamilie: Rautengewächse (Rutaceae)

Wirkung körperlich: Antibakteriell, virenhemmend, raumluftdesinfizierend, entzündungshemmend, galleanregend, immunsystemstärkend, fiebersenkend, blutdrucksenkend, blutstillend, blutreinigend, entgiftend, stark basisch, lymphflussanregend, adstringierend, appetitanregend; bei Durchblutungsstörungen, Venenbeschwerden, Bindegewebsschwäche, Cellulite, zu dickem Blut, zur Bildung von weißen Blutkörperchen, bei Nasenbluten, fetter Haut, Falten, Akne, Furunkeln, Aphthen, Warzen, brüchigen Nägeln, bei Erkältungskrankheiten, grippalem Infekt, Grippe, Magen-Darm-Beschwerden, Durchfall, Schnupfen, Stirn-und Nebenhöhlenentzündungen, Bronchialkrankheiten, Husten, Hustenreiz, Gliederschmerzen, Fieber, Gicht, Artritis, bei Magenübersäuerung, Sodbrennen und Magengeschwüren.

Wirkung seelisch: Anregend, aktivierend, belebend, energiespendend, inspirierend, erfrischend, konzentrationsfördernd, vitalisierend; bei Erschöpfung, Jetlag, Müdigkeit, Mutlosigkeit und Schwäche.

Hintergrund: Zitronenöl wird durch Pressung direkt aus der Fruchtschale gewonnen. Die Früchte – und damit das Öl - sollten für therapeutische Heilzwecke aus biologischem Anbau sein, um Pestizidrückstände sicher ausschließen zu können.

Warnhinweise: Erhöht die Lichtempfindlichkeit der Haut. Kann Hautreizungen hervorrufen.

Gewinnung: Kaltpressung der Fruchtschalen
Aus 200 kg Schalen erhält man 1l Öl.

Vorkommen: Im Mittelmeerraum, in Asien, Mittel- und Südamerika
Duft: frisch, spritzig, klar
Element: Luft/ Luft
Duftnote: Kopfnote

Zitronenbasilikum (Ocimum basilicum)

Pflanzenfamilie:	Lippenblütler (Limiaceae)
Wirkung körperlich:	Antibakteriell, virenhemmend, stark krampflösend, entzündungshemmend, schmerzstillend, entstauend, entschlackend, entwässernd, bei Gürtelrose, Lähmung, stressbedingten Beschwerden, Leber- und Magenbeschwerden, Menstruationsbeschwerden, Darmproblemen und Übelkeit.
Wirkung seelisch:	Ausgleichend, entspannend, beruhigend, angstlösend, psychisch stärkend, nervenstärkend, stabilisierend, stimmungsaufhellend, antidepressiv, schlaffördernd; bei Stress, Unruhe, Burn-Out-Syndrom, Angst, Nervosität, Schlafstörungen, Schlaflosigkeit, Verstimmung, Winterdepressionen und Antriebslosigkeit.
Hintergrund:	Ganz allgemein gibt es etwa 15o Basilikumsorten. Allein „Ocimum basilicum" weist, je nach Standort, unterschiedlichste Inhaltsstoffe auf. So kann es mal etwas mehr nach Zimt, dann wieder nach Zitrone riechen.
Warnhinweise:	Keine bekannt
Gewinnung:	Wasserdampfdestillation des Krautes Aus 500- 1000 kg Kraut erhält man 1l Öl.
Vorkommen:	Im Mittelmeerraum und Südasien
Duft:	frisch, grün, zitronig
Element:	Feuer/ Erde
Duftnote:	Kopfnote

Zitronenmyrte (Backhousia citriodora)

Pflanzenfamilie: Myrtengewächse (Myrtaceae)

Wirkung körperlich: Antibakteriell, virenhemmend, entzündungshemmend, pilztötend (Haut-, Fuß-, Nagel- und Vaginalpilz), immunsystemstärkend, leicht ve rdauungsfördernd, entstauend; bei Venenentzündung, zur Venenpflege, bei Magen-Darmbeschwerden, Verstopfung, Herpeserkrankungen und zur Insektenabwehr.

Wirkung seelisch: Stark entspannend, wirkt beruhigendauf das Zentrale Nervensystem, in hoher Dosierung anregend, antidepressiv, leicht erfrischend; bei Unruhe, Stress, Nervosität, bei stressbedingten Beschwerden und geistiger Erschöpfung.

Hintergrund: Der Zitronenmyrtenbaum gedeiht in einer Höhe von 50m und 700 m. Er wird ca. fünf bis zehn Meter hoch. Aus seinen Blättern wird das aromatische ätherische Öl gewonnen.

Warnhinweise: Kann Hautreizungen hervorufen.

Gewinnung: Wasserdampfdestillation der Blätter

Vorkommen: Vorwiegend in Australien
Duft: zitronig, hell, frisch
Element: Luft
Duftnote: Kopfnote
Tierkreiszeichen: Jungfrau
Planet: Merkur

Zypresse (Cupressus sempervirens)

Pflanzenfamilie: Zypressengewächse (Cupressaceae)

Wirkung körperlich: Raumluftdesinfizierend, juckreizstillend, entkrampfend, entstauend, entschlackend, entwässernd, schmerzstillend, venenstärkend, gefäßverengend, blutstillend, schleimlösend, adstringierend, schweißdrüsenregulierend; bei Schweißfüßen, Venenbeschwerden, Venenentzündung, Hämorrhoiden, Zellulite, Menstruationsbeschwerden, Wechseljahrbeschwerden, Allergien, Heuschnupfen, bei Hautjucken, fetter Haut, Bronchialkrankheiten, Husten, Keuchhusten und rheumatischen Beschwerden.

Wirkung seelisch: Anregend, aktivierend, belebend, harmonisierend, erfrischend, konzentrationsfördernd, vitalisierend; bei Erschöpfung, Unklarheit, nervöser Anspannung, Jetlag, Müdigkeit, Mutlosigkeit und Schwäche.

Hintergrund: Beim Kauf von Zypressenöl sollte man genau auf den botanischen Namen achten. Es kommen nämlich immer mehr Öle anderer Zypressenarten in den Handel, deren Inhaltsstoffe nicht so wertvoll und wirksam sind.

Warnhinweise: Keine bekannt

Gewinnung: Wasserdampfdestillation der Zweige
Aus 65 - 70 kg Zweigen erhält man 1l Öl.

Vorkommen: Im Mittelmeerraum und Kleinasien
Duft: herb, klar, harzig
Element: Erde/ etwas Feuer
Duftnote: Herz/Basisnote

Basisöle (fette Öle)

Aloe Vera Öl (Aloe barbadensis in Brassica napus)

Pflanzenfamilie: Liliengewächse (Liliaceae)

Wirkung körperlich: Entzündungshemmend, durchblutungsfördernd, feuchtig-keitsspendend, hautpflegend, hautregenerierend, zellregene-rierend, ausgleichend, lymphflussfördernd, immunsystem-stärkend; bei Hautirritationen, Ekzemen, Allergien, Sonnenbrand, Verbrennungen und Augenerkrankungen.

Hauttyp: bei fetter, unreiner und anspruchsvoller Haut

Hintergrund: „Aloe Vera"ist vor allem als Gel erhältlich, das meist stark kon-serviert ist. Das Aloe Vera Öl bietet dazu eine gute Alternative, die keine Konservierungsstoffe enthält und in biologischer Qualität erhältlich ist.

Gewinnung: Pflanzenteil: Blätter
Extrakt in Canolaöl (Rapsöl)

Vorkommen: In Afrika, Amerika, Mittelamerika,speziell Mexiko und Asien

Aprikosenkernöl (Prunus armeniaca)

Pflanzenfamilie: Rosengewächse (Rosaceae)

Wirkung körperlich: Gewebestraffend, hautpflegend, hautnährend, feuchtigkeits-speichernd, hautstoffwechselaktivierend; macht die rissige und trockene Haut geschmeidig, weich und glänzend.

Hauttyp: bei trockener und empfindlicher Haut

Hintergrund: Aprikosenkernöl zieht schnell in die Haut ein und wird des-halb oft in Gesichtspflegemitteln verwendet.

Gewinnung: Kaltpressung der Kerne

Vorkommen: Im Mittelmeergebiet, in der Türkei, in China und Amerika

Arganöl (Argania spinosa)

Pflanzenfamilie:	Seifengewächse (Sapotaceae)
Wirkung körperlich:	Feuchtigkeitsspendend, durchblutungsfördernd, entstauend, entzündungshemmend, antioxidativ; bei Akne, leichten Verbrennungen, Neurodermitis, allergischen Hauterkrankungen und Schuppenflechte.
Hauttyp:	bei trockener und spröder Haut
Hintergrund:	Der Arganbaum wird auch „Eisenholzbaum"genannt und zählt zu den ältesten Bäumen der Welt. Das Öl wird aus den Samen gewonnen, die etwa die Größe von Sonnenblumenkernen haben. Das Arganöl ähnelt dem Hauttalg, eignet sich deshalb besonders gut für die Hautpflege.
Gewinnung:	Kaltpressung der Kerne
Vorkommen:	In Marokko

Avocadoöl (Persea gratissima)

Pflanzenfamilie:	Lorbeergewächse (Lauraceae)
Wirkung körperlich:	Hautschützend, entzündungshemmend, juckreizstillend; natürlicher LSF 3-4; bei Neurodermitis, Hautjucken, Schuppenflechte, entzündeter Haut; verfeinert das Hautrelief.
Hauttyp:	bei trockener, entzündeter Haut
Hintergrund:	Avocadoöl ist geruchlich sehr intensiv. Wer den Geruch nicht mag, kann das Öl 1:5 mit Mandel- oder Jojobaöl mischen.
Gewinnung:	Kaltpressung des Fruchtfleisches
Vorkommen:	In Neuseeland, Südafrika, Südamerika, Kalifornien und Florida

Calendulaöl
(Calendula officinalis in Olea europaea und Helianthus annuus)

Pflanzenfamilie:	Korbblütler (Compositae)
Wirkung körperlich:	Entzündungshemmend, zellregenerierend, epithelisierend, wundheilend, erwärmend; für empfindliche Haut, Kinderhaut, die Säuglingspflege, für wunde Brustwaren, schlecht heilende Wunden, als Hautschutz, Kälteschutz, zur Venenpflege und bei rheumatischen Beschwerden.
Hauttyp:	bei trockener und empfindlicher Haut
Hintergrund:	Calendulaöl hilft sehr gut bei schlecht heilenden Wunden und kann statt der Calendulasalbe eingesetzt werden.
Gewinnung:	Pflanzenteil: Blüte Mazerat in Oliven- und Sonnenblumenöl
Vorkommen:	In Europa, Ägypten, Syrien und Nordamerika

Granatapfelsamenöl (Punica granatum)

Pflanzenfamilie:	Grantapfelgewächse (Punicaceae)
Wirkung körperlich:	Antioxidativ, antiseptisch, entzündungshemmend, feuchtigkeitsspendend, juckreizstillend; schützt vor freien Radikalen, erhöht die Elastizität der Haut; bei schlaffer Haut, Falten, allgemeinen Hautproblemen, Hautjucken und Gürtelrose.
Hauttyp:	bei anspruchsvoller, feuchtigkeitsarmer und trockener Haut
Hintergrund:	Der Granatapfelbaum galt in alten Zeiten als Symbol der Unsterblichkeit, des Frühlings, der Verjüngung der Erde und der Regeneration. Das Granatapfelsamenöl ist ein sehr wertvolles Öl, das zur Anti- Aging- Pflege empfohlen wird.
Gewinnung:	Kaltpressung der Kerne
Vorkommen:	Im Mittelmeerraum, in der Türkei und in Asien

Johanniskrautöl (Hypericum perforatum in Olea europaea)

Pflanzenfamilie: Johanniskrautgewächse (Hypericaceae)

Wirkung körperlich: Schmerzlindernd, wundheilend, entzündungshemmend, muskelentspannend, leicht erwärmend; bei Verletzungen allgemein, Sportverletzungen, rheumatischen Beschwerden, Hexenschuss, Verbrennungen, Sonnenbrand und Geschwüren.

Hauttyp: bei empfindlicher und blasser Haut

Wirkung seelisch: Psychisch aufhellend, stimmungshebend, bei depressiver Verstimmung, Unruhe, Stress und Nervosität.

Hintergrund: Wie im Volksmund, so auch in der Medizin, sagt man, dass Johanniskraut Licht in die Seele bringt und die Nerven stärkt. Johanniskrautöl wird als Mazerat verwendet. Es wirkt wärmend und ist deshalb oft Bestandteil von Erkältungsmischungen. Johanniskrautöl kann auch kurmäßig innerlich eingenommen werden.

Warnhinweise: In manchen Werken wird von einer Erhöhung der Lichtempfindlichkeit der Haut gesprochen und bezieht sich meistens auf die hoch dosierte Einnahme von Johanniskrautpräparaten.

Gewinnung: Pflanzenteil: blühendes Kraut
Mazerat in Olivenöl

Vorkommen: In Asien, Europa und Nordamerika

Jojobaöl (Simmondsia californica)

Pflanzenfamilie:	Buchsbaumgewächse (Buxaceae)
Wirkung körperlich:	Feuchtigkeitsbindend, entzündungshemmend, sehr hautpflegend, juckreizstillend; bei sensibler Haut, empfindlicher Haut, Hautjucken, Wunden, Verbrennungen, Sonnenbrand, bei Akne, Hautunreinheiten, Ekzemen, Schuppenflechte und Neurodermitis; hat LSF 4.
Hauttyp:	für jeden Hauttyp geeignet
Hintergrund:	Jojobaöl ist dem menschlichen Hauttalg sehr ähnlich und zieht schnell in die Haut ein. Als gutes Trägeröl kann es nicht ranzig werden, weil es ein flüssiges Wachs ist.
Warnhinweise:	nicht innerlich einnehmen
Gewinnung:	Kaltpressung der Nüsse (Samen)
Vorkommen:	In Argentinien, Amerika und Australien

Kameliensamenöl (Camellia sinensis)

Pflanzenfamilie:	Teegewächse (Theaceae)
Wirkung körperlich:	Hautregenerierend, juckreizstillend, Reizungen und Rötungen lindernd; bei sensibler, zu Irritationen neigender Haut, bei Ekzemen, Schuppenflechte und Neurodermitis.
Hauttyp:	bei empfindlicher, leicht irritierbarer und entzündlicher Haut
Hintergrund:	Kameliensamenöl gehört zu den Samenölen, den sogenannten hydrolipiden Ölen. Diese können besonders gut in die Haut einziehen und hinterlassen dabei keinen fetten Film auf der Haut. Diese Samenöle sind häufig in Gesichtspflegepräparaten zu finden.
Gewinnung:	Kaltpressung der Samen
Vorkommen:	In China

Macadamianussöl (Macadamia integrifolia)

Pflanzenfamilie:	Silberbaumgewächse (Portaceae)
Wirkung körperlich:	Sehr hautfreundlich, rückfettend, regenerierend, gut verträglich; hat LSF 4; bei empfindlicher, sensibler Haut und Kinderhaut.
Hauttyp:	für jeden Hauttyp geeignet
Hintergrund:	Macadamianussöl eignet sich besonders gut als Massageöl und hat eine Haltbarkeit von ca. 3 Jahren
Gewinnung:	Kaltpressung der Nüsse (Samen)
Vorkommen:	In Amerika, Neuseeland, Hawaii und Kenia

Mandelöl süß (Prunus amygdalus dulcis)

Pflanzenfamilie:	Rosengewächse (Rosaceae)
Wirkung körperlich:	Wärmend, hautberuhigend, reizlindernd, juckreizstillend, feuchtigkeitsspendend, leicht entzündungshemmend; bei trockener, spröder, empfindlicher, sensibler Haut, Hautjucken und für Kinderhaut.
Hauttyp:	bei zarter, empfindlicher und trockener Haut
Hintergrund:	Mandelöl ist ein Klassiker in der Baby- und Kinderpflege.
Gewinnung:	Kaltpressung der Samen (aus den Steinkernen)
Vorkommen:	In Europa, Asien und Kalifornien

Nachtkerzenöl (Oenothera biennis)

Pflanzenfamilie: Nachtkerzengewächse (Oenotheraceae)

Wirkung körperlich: Sehr hautregenerierend, feuchtigkeitsbindend, antiallergisch, den Zellstoffwechsel regulierend, immunsystemstärkend (innerlich eingenommen), juckreizstillend, entzündungshemmend; bei Hautproblemen, Hautausschlägen, Neurodermitis, Schuppenflechte, Allergien und rheumatischen Beschwerden.

Hauttyp: für jeden Hauttyp geeignet, besonders bei strapazierter Haut

Hintergrund: Nachtkerzenöl kann auch kurmäßig innerlich eingenommen werden bei Menstruationsbeschwerden, Neurodermitis und allgemeiner Abwehrschwäche.

Gewinnung: Kaltpressung der Samen

Vorkommen: In Europa, Nord- und Mittelamerika und China

Sanddornöl (Hippophae rhamnoides L.)

Pflanzenfamilie: Ölweidengewächse (Elaeagnaceae)

Wirkung körperlich: Stark entzündungshemmend, wundheilend, schmerzstillend, stark hautregenerierend, antioxidativ; bei irritierter, entzündlicher, strahlengeschädigter Haut, (Vorbeugung und Nachsorge), Sonnenbrand, Verbrennungen, Ekzemen, Wunden, Schürfwunden und Verletzungen.

Hauttyp: bei empfindlicher, zu Irritationen neigender Haut, auch für reife und anspruchsvolle Haut

Hintergrund: Sanddornöl bio ist sehr stark orangefärbend und sollte deshalb verdünnt mit einem anderen Basisöl angewendet werden.

Gewinnung: Kaltpressung des Fruchtfleisches und der Samen

Vorkommen: In Europa, Nordasien und im Himalaya

Schwarzkümmelöl (Nigella sativa)

Pflanzenfamilie:	Hahnenfußgewächse (Ranunculaceae)
	Entzündungswidrig, hautpflegend, immunsystemstärkend, blähungswidrig; bei Hautentzündungen, Ekzemen, Neurodermitis, Allergien, Magen- Darmstörungen, zur Darmsanierung, bei Asthma, Bronchialerkrankungen, Husten, Hustenreiz und Erkältungskrankheiten.
Hauttyp:	für jeden Hauttyp geeignet
Hintergrund:	Schwarzkümmelöl enthält bis zu 1,5% ätherisches Öl. Deshalb ist es auch ohne Zusatz von ätherischen Ölen verwendbar. Es kann auch kurmäßig als Nahrungsergänzung eingenommen oder in der Küche als würziges Speiseöl verwendet werden.
Gewinnung:	Kaltpressung der Samen
Vorkommen:	In Ägypten und Vorderasien

Sesamöl (Sesamum indicum)

Pflanzenfamilie:	Sesamgewächse (Pedaliaceae)
Wirkung körperlich:	Immunsystemstärkend, antioxidativ, wundheilend, schmerzstillend, erwärmend, entspannend, beruhigend, durchblutungsfördernd, entgiftend.
Hauttyp:	für jeden Hauttyp und bei empfindlicher Haut
Hintergrund:	Wegen seiner entgiftenden und immunsystemstärkenden Eigenschaft wird Sesamöl bevorzugt für ayurvedische Behandlungen verwendet. Dank seiner Antioxidantien ist es lange haltbar. Es dient auch als Grundstoff für Kosmetika.
Warnhinweise:	Das durchblutungsfördernde und erwärmende Öl soll nicht bei Neurodermits, Ekzemen und entzündlichen Hautproblemen angewendet werden.
Gewinnung:	Kaltpressung der Samen
Vorkommen:	In Afrika, Indien und China

Sheabutter (Butyrospermum parkii)

Pflanzenfamilie:	Sapotengewächse (Sapotaceae)
Wirkung körperlich:	Feuchtigkeitsbindend, wundheilend, entzündungshemmend, den Heilungsprozess der Haut unterstützend, den Verhornungsprozess regulierend, bei Hautunreinheiten, Pickeln, Akne, Verletzungen, Narben, Schwangerschaftsstreifen, Ekzemen, Schuppenflechte und Neurodermitis.
Hauttyp:	für jeden Hauttyp geeignet
Hintergrund:	Sheabutter wird auch „Karitébutter" genannt. Sie ist sehr gut als Salbengrundlage geeignet, mit Pflanzenölen im Mischungsverhältnis von 1:3.
Gewinnung:	Kaltpressung der Nüsse (Samen)
Vorkommen:	In Afrika

Traubenkernöl (Vitis vinifera)

Pflanzenfamilie:	Weinrebengewächse (Vitaceae)
Wirkung körperlich:	Antibakteriell, feuchtigkeitsspendend, juckreizstillend, wundheilend, entzündungshemmend, antioxidativ, elastizitätsfördend; bei schlaffer Haut, Falten, Hautjucken, Akne und Hautunreinheiten.
Hauttyp:	bei unreiner, entzündeter und feuchtigkeitsarmer Haut
Hintergrund:	Das Traubenkernöl wird auch gerne in der Küche verwendet. Es hat eine grünliche Farbe und einen traubig- nussigen Geschmack.
Gewinnung:	Kaltpressung der Kerne
Vorkommen:	In Mittelasien und Europa

Weizenkeimöl (Triticum aestivum)

Pflanzenfamilie:	Süßgräser (Poaceae)
Wirkung körperlich:	Entzündungshemmend, stark rückfettend, juckreizstillend, wundheilend; bei trockener, spröder Haut, trockenen Kopfhautschuppen, Schuppenflechte, Neurodermitis, Narben, Schwangerschaftsstreifen, zur Dammmassage, Akne, Hautunreinheiten und Ekzemen.
Hauttyp:	bei trockener, feuchtigkeitsarmer und anspruchsvoller Haut
Hintergrund:	Weizenkeimöl wird in der Hautpflege vor allem zur Gesunderhaltung und Vorbeugung verwendet. In der Fußpflege dient es zur Behandlung stark verhornter Fersen und Fußsohlen.
Gewinnung:	Kaltpressung der Keimlinge
Vorkommen:	In Asien, Amerika und Europa

Wildrosenöl (Rosa canina)

Pflanzenfamilie:	Rosengewächse (Rosaceae)
Wirkung körperlich:	Entzündungshemmend, wundheilend, hautregenerierend, gewebestraffend, talgdrüsenfunktionsregulierend, hautalterungsvorbeugend; bei Couperose, Narben (auch alten), Verbrennungen, Sonnenbrand, Hautschäden, Falten, Hautentzündungen, Akne, Hautunreinheiten, Neurodermitis und Schuppenflechte.
Hauttyp:	bei trockener, empfindlicher, anspruchsvoller und rissiger Haut
Hintergrund:	Das Wildrosenöl ist auch unter dem Namen „Hagebuttenkernöl" bekannt. Es zieht rasch in die Haut ein und wird auch gerne als After- Sun Lotion verwendet.
Gewinnung:	Kaltpressung der Samen
Vorkommen:	In Südamerika

Praktische Anwendung

Bevor man die ätherischen Öle anwendet, sollte man drei Dinge beachten:

1. Die „Duftprobe"

Bei der Auswahl der Öle spielt die Nase eine entscheidende Rolle. Schnuppern Sie an einem mit dem Öl Ihrer Wahl beträufelten Riechstreifen oder wedeln Sie sich den Duft aus der Flasche mit der Hand zu. Wenn er Ihnen nicht zusagt oder als unangenehm empfunden wird, dann wählen Sie ein anderes Öl mit vergleichbarer Wirkung (siehe Krankheitsregister).

2. Der „Armbeugetest"

Bevor Sie Eigenmischungen für Massagen, Einreibungen, Hautpflege, Dusche oder Bad verwenden, ist dieser Test unerlässlich. 1- 2 Tropfen des bevorzugten ätherischen Öls werden in 1 TL Basisöl (zum Beispiel Olivenöl aus der Küche) gemischt und in die Armbeuge gerieben. Zeigen sich nach 8 Stunden keine Reaktionen, so ist dieses Öl für den Anwender unbedenklich.

3. Die „Dosierung"

Bitte beachten Sie die empfohlenen Dosierungen (siehe Kapitel) und die dazu gehörigen Warnhinweise!

Raumbeduftung

Die Raumbeduftung ist häufig der Einstieg in die Welt der Aromatherapie. Die Anwendung ist einfach und sicher, dennoch wirksam, abwechslungsreich und damit vielseitig.
Düfte bringen neue Energie in unsere Wohnräume, beleben sie und wirken dadurch ganzheitlich positiv auf Körper, Geist und Psyche. Ob im Wohnzimmer, Kinderzimmer, Krankenzimmer oder am Arbeitsplatz, für jeden Platz lässt sich mit etwas Übung die geeignete Raumbeduftung finden. Man unterscheidet zwischen warmer Verdampfung mittels Duftlampe, Duftleuchte oder Thermoduftstein und der kalten Verdunstung mittels Duftstein, Duftvlies, Duftbrunnen oder Duftventilatoren. Jedes dieser „Duftgeräte" hat bestimmte Eigenschaften und entsprechende Einsatzbereiche, die hier kurz beschrieben werden.
Anwendung findet die Raumbeduftung zum Beispiel bei Erkältungen, Konzentrationsschwäche, Schlaflosigkeit, in verrauchten Räumen, gegen schlechte Raumluft oder einfach, um eine gewünschte Atmosphäre zu schaffen, etwa zu

Weihnachten, in Praxen, in Geschäfts-, Schul-, Übungs- oder Konferenzräumen.
Eine Überdosierung sollte unbedingt vermieden werden, da nach ca. 20 Minuten eine
Reizgewöhnung einsetzen kann, während die ätherischen Öle normalerweise minde-
stens zwei Stunden lang ihre Duftwirkung im Raum entfalten.

Duftgerät	Dosierung	Besonders geeignet für	Beduftungsumfeld
Duftlampe/Duftleuchte	8- 10 Tropfen	Wohnzimmer, Büro	3-4 Meter
Thermoduftstein	5- 8 Tropfen	Kinderzimmer, Schlafzimmer	2-3 Meter
Duftstein/Duftvlies	3- 5 Tropfen	Bad, Auto, Schlafräume, Hotel	1 Meter
Duftbrunnen	8- 10 Tropfen	Büro, Wohnzimmer	4-5 Meter
Duftventilator	8- 10 Tropfen	Große Büroräume	6-7 Meter

Duftlampe – Duftleuchte

Duftlampen gibt es in vielen Formen und Farben. Nicht jede Duftlampe im Handel ist
für die Aromatherapie geeignet. Deshalb ist beim Kauf darauf zu achten, dass die
Duftlampe eine genügend große Wasserschale hat und der Abstand zur Lichtquelle
nicht zu gering ist. Die Wassertemperatur sollte 50°C nicht überschreiten, da sonst die
Qualität der ätherischen Öle darunter leidet. Das Öl sollte immer mit genügend Wasser
in die Schale gegeben werden. Nach 3- 5 Duftanwendungen ist eine Reinigung der
Wasserschale mit etwas Alkohol oder Duftlampenreiniger ratsam.
Die funktionsbezogen besseren, auch teureren Geräte sind in jedem Fall die
Duftleuchten. Das Wasser in der Schale wird mittels einer kleinen Glühbirne erwärmt,
anstatt mit einem Teelicht. Deshalb ist die Temperatur des Wassers im Behälter nie zu
heiß. Außerdem ist kein Raum, besonders für ältere Menschen und Kinder, durch offe-
nes Feuer gefährdet .
Das Beduftungsumfeld beträgt ca. 3 Meter. Duftlampen bzw. Duftleuchten eignen sich
vor allem für größere Wohnräume (15- 20m^2). Zur Beduftung werden ca. 8- 10 Tropfen
in die Duftlampe gegeben.

Rezepte

„Frühlingsduft"   „Kuschelduft"   „Weihnachtsduft"

4 Tr. Grapefruit   3 Tr. Orange   2 Tr. Mandarine
1 Tr. Myrte Anden   3 Tr. Lemongrass   3 Tr. Orange
2 Tr. Zitrone   1 Tr. Vanilleextrakt   2 Tr. Latschenkiefer
1 Tr. Douglasfichte   1 Tr. Zeder   1 Tr. Zimtrinde

Weitere Rezeptideen: Erkältungsduft, Schlaf gut, Anti- Stress, Lernduft, Prüfungsöl,
Keine Angst,

Erkältungsduft
Für die Duftlampe, erfrischend, zum Durchatmen, auch für Kinder
2 Tr. Eukalyptus radiata
2 Tr. Latschenkiefer
3 Tr Mandarine rot
1 Tr. Zitrone
1 Tr. Thymian linalool

Erkältungsduft für die Duftlampe, zum Einschlafen, auch für Kinder
2 Tr. Eukalyptus radiata
3 Tr. Latschenkiefer
1 Tr Mandarine rot
1 Tr. Thymian linalool
2 Tr. Lavendel bio
1 Tr. Kamille marokkanisch

Schlaf gut für die Duftlampe
5 Tr. Lavendel
2 Tr. Mandarine
1 Tr. Vanilleextrakt bio

Anti Stress
2 Tr. Ho Blätter
2 Tr. Grapefruit
3 Tr. Lavendel fein bio
2 Tr. Rosenholz bio

Lernduft
Für die Duftlampe (oder ca. die halbe Menge für einen Duftstein)
2 Tr. Lavendel
2 Tr. Orange
3 Tr. Zitrone
1 Tr. Eisenkraut oder 1 Tr. Lemongrass
Bei Ängsten zusätzliche einen Tr. Rose

Prüfungsöl
Für den Duftstein
2 Tr. Lavendel
1 Tr. Rose
2 Tr. Zitrone
1 Tr. Zeder

Keine Angst
Für die Duftlampe
2 Tr. Lavendel
1 Tr. Rose oder 1 Tr. YlangYlang
1 Tr. Sandelholz
1 Tr. Weißtanne
3 Tr. Orange

Thermoduftstein

Der Thermoduftstein ist ein sehr sicheres Raumbeduftungsgerät. Die ätherischen Öle können ohne Wasser direkt in die beheizte Schale gegeben werden. Die Temperatur reguliert sich auf maximal 50°C. Das Beduftungsumfeld beträgt ca. 3 Meter. Dieses Gerät wird mit Alkohol gereinigt. Es eignet sich besonders gut für Büro-, Wohn- und Schlafräume.

Tipp: Es kann auch zum Erwärmen von Basisölen genutzt werden.

Duftstein

Der Duftstein ist sicher und einfach in seiner Anwendung. Die ätherischen Öle werden pur, ohne Wasser, auf den Stein geträufelt. Die Dosierung ist gleich wie bei der Duftlampe. Um Flecken zu vermeiden, sollte der Duftstein auf einer Unterlage aus Keramik, Metall oder Glas stehen. Das Beduftungsumfeld des Duftsteins beträgt ca. 1m. Er ist ideal für Kinder und ältere Menschen, für Reisen, Büro und Schule, zur Beduftung von Bad, Kinder- und Schlafzimmer.

Duftvlies

Das Duftvlies unterscheidet sich in seiner Anwendung nicht vom Duftstein. Es kann auch im Auto für ein angenehmes, erfrischendes Fahrklima sorgen und am Krankenbett eine duftende Wohltat sein.

Duftbrunnen

Das fließende Wasser des Duftbrunnens belebt Räume oder „tote" Ecken. Er sorgt für angenehmes Raumklima und feine Beduftung. Das Befeuchtungs- und Beduftungsumfeld beträgt ca. 4- 5 m. Dieses Gerät eignet sich vor allem für Büros, Verkaufs- und Wohnräume, weniger für Schlafzimmer.

Duftventilator

Das ätherische Öl, pur auf ein Vlies geträufelt, wird durch einen Ventilator gleichmäßig als Duft im Raum verteilt. Die Bedienung des Gerätes ist sehr einfach und hygienisch. Das Beduftungsumfeld beträgt ca. 7m. Deshalb ist der Duftventilator besonders für große Büroräume oder Geschäfte geeignet.

Bäder

Für ein genussvolles Bad mit ätherischen Ölen braucht man einen Emulgator. Dieser hilft, dass sich die ätherischen Öle mit dem Badewasser vermischen können. Als natürliche Emulgatoren können zum Beispiel Sahne, Milch, Honig, Meersalz oder neutrale Flüssigseife verwendet werden.

Achtung:
Bei Bädern mit Basilikum, Pfefferminze, Rosmarin, Thymian, Zimt und Zitrusölen können Hautreizungen auftreten.

Dosierung:

Honig	auf 1-2EL 10-15 Tr Öl
Flüssigseife	auf 1-2EL 10-15 Tr Öl
Meersalz	auf 4 EL 10-15 Tr Öl
Voll Milch	auf 1 Tasse 10-15 Tr Öl
Sahne	auf 1-2EL 10-15 Tr Öl

Dosierung bei Kindern:

Kinder (5- 12 Jahre)	5- 10 Tropfen ätherisches Öl auf ein Vollbad
Kleinkinder (0- 5 Jahre)	3- 5 Tropfen ätherisches Öl auf ein Vollbad

Rezepte

„Entspannungsbad"	„Entschlackungsbad"	„Erkältungsbad"
5 Tr. Lavendel	2 Tr. Bergamotte	3 Tr. Cajeput
4 Tr. Petit Grain B.	4 Tr. Lavendel	2 Tr. Eukalyptus
2 Tr. Rosengeranie	3 Tr. Wacholder	3 Tr. Latschenkiefer
3 Tr. Zeder	4 Tr. Zitrone	3 Tr. Benzoe
Auf 2 EL Sahne	Auf 4 EL Meersalz	Auf 1 EL Honig

Erfrischendes Bad
30ml Sahne
2 Tr. Zitrone
2 Tr. Grapefruit
2 Tr. Melisse (oder Lavendel bio)
2 Tr. Neroli
In die Sahne die ätherischen Öle gut einrühren. Ausreichend für ein Vollbad. Ins einlaufende Badewasser geben.

Entspannendes Bad mit Meersalz
500g Meersalz
20Tr. Äth. Öl Rose (10%) oder Lavendelöl bio oder 2 Tr. Rose pur

Auf ein Vollbad kommen 2 EL des Badesalzes
Sie können das Badesalz abwechselnd mit Rosenblüten ansprechend in ein Glas
schichten. Auch ideal als persönliche Geschenkidee.

Massageöle

Massagen, das Herzstück der Aromatherapie, steigern unser Wohlbefinden und fördern
das Eindringen der Wirkstoffe in die Haut. Massageöle können individuell auf die
Bedürfnisse des einzelnen abgestimmt werden.
Sie sind als Ölmischung nicht so hoch dosiert wie die therapeutischen Einreibungen,
da sie für den täglichen Gebrauch verwendet und auf den ganzen Körper aufgetragen
werden. Die Dosierung liegt meist im kosmetischen Bereich bei ca. 1-2%. Man kann
sich Massageöle sowohl für Aromamassagen als auch für die tägliche Hautpflege
mischen.

Rezepte

„Entspannung"	„Romantik"	„Guten Morgen"
5 Tr. Lavendel fein	2 Tr. Eisenkraut	3 Tr. Niauli
3 Tr. Muskatellersalbei	4 Tr. Rose 10%	2 Tr. Melisse
4 Tr. Rosengeranie	3 Tr. Sandelholz	4 Tr. Grapefruit
2 Tr. Ylang- Ylang	4 Tr. Vanille	4 Tr. Zitrone
Auf 30 ml mit Johanniskraut auffüllen	Auf 30 ml Jojobaöl auffüllen	auf 30 ml mit Jojobaöl auffüllen

Einreibungen

Öle für Einreibungen sind indikationsbezogene Mischungen, die höher konzentriert
sind als Massageöle und deshalb nur für eine kurmäßige Anwendung geeignet sind.
Sie finden vor allem bei akuten Beschwerden Anwendung, wie zum Beispiel bei
Hexenschuss, Prellungen, Erkältungen u.ä. Die Mischungsdosierung für Erwachsene
sollte ca. 5- 10 % ig sein, die Anwendung nicht länger als 3- 6 Wochen dauern.
Empfehlenswert ist es, morgens und abends etwa 1Tl der Ölmischung auf die jeweilig
betroffene Stelle, auf den Solarplexus, die Fußsohlen oder den Nacken aufzutragen. Für
eine möglichst intensive Wirkung sollte die Ölmischung auf jeder Zone 20- 30
Sekunden lang mit kreisenden Bewegungen sanft einmassiert werden. Dadurch kön-

nen sich die Wirkstoffe gleichmäßig im Körper verteilen.
Sollte der Duft der Einreibung besonders unangenehm riechen, so kann man in
Ausnahmefällen das Öl nach einer Einwirkungszeit von ca. 20 Minuten wieder abwa-
schen. Einreibungen bei chronischen Beschwerden wie Arthritis, Gicht, Arthrose oder
Ischiasschmerzen sind niedriger dosiert; für Erwachsene etwa 3% ig. Sie sollten auch
regelmäßig mit einwöchigen Pausen vorgenommen werden, damit kein
Gewöhnungseffekt eintritt.

Rezepte

„Hexenschuss"	„Schmerzen"	„Ekzeme"
8 Tr. Cajeput	3 Tr. Ingwer	1 Tr. Immortelle
7 Tr. Ingwer	5 Tr. Majoran	2 Tr. Kamille blau
5 Tr. Pfeffer	4 Tr. Tonka	5 Tr. Manuka
6 Tr. Wacholder	6 Tr. Zeder	5 Tr. Rosengeranie
8 Tr. Litsea	2 Tr. Cistrose	
Auf 30 ml mit	Auf 30 ml mit	Auf 30 ml mit Jojobaöl
Johanniskrautöl auffüllen	Johanniskrautöl auffüllen	und Nachtkerze auffüllen

Erkältungseinreibung, auch für Kinder
30 ml Basisöl (Mandel oder Jojoba, auch gemischt)
3 Tr. Cajeput
1 Tr. Thymian linalool
1 Tr. Orange
3 Tr. Lavendel
Für einen Erwachsenen, die Dosis um die Hälfte erhöhen.

Kompressen

Kompressen wirken durch ihre physikalischen und thermischen Reize auf die Haut.
Durch die Zugabe von ätherischen Ölen kann die Wirkung intensiviert werden.

Kalte Kompressen werden bei fahler, blasser, trockener Haut und bei akuten
Beschwerden wie Prellungen, Verbrennungen und Fieber eingesetzt. Die Temperatur
beträgt ca. 17°C.

Heiße Kompressen sind durchblutungsfördernd, öffnen die Hautporen und regen den
Hautstoffwechsel an. Sie werden bei chronischen Beschwerden wie Kreuzschmerzen
und Verspannungen verwendet, ebenso bei Erkältung, Verkühlung oder steifem Hals.
Warme bzw. heiße Kompressen fördern besonders gut das Eindringen der ätherischen
Öle in die Haut und lockern die Muskulatur. Die Temperatur sollte bei warmen
Kompressen etwa 37°C, bei heißen Kompressen ca. 60°C betragen.
Vorsicht bei Krampfadern und erweiterten Äderchen!

Für die Kompresse gibt man auf 1 Liter Wasser 3-6 Tropfen ätherisches Öl. Die Kompresse wird mit einem trockenen Tuch abgedeckt.
Natürlich können auf diese Weise auch Wundauflagen oder Wickel gemacht werden.
Für einen Öl- Wickel wird das ätherische Öl in ein Basisöl gemischt und auf Körpertemperatur erwärmt.

Rezepte

„Fieber" (kühl)	„Kopfschmerzen" (kühl)	„Bauchweh" (warm)
2 Tr. Ackerminze	1 Tr. Bergamotteminze	1 Tr. Angelikawurzel
2 Tr. Douglasfichte	1 Tr. Grapefruit	2 Tr. Cardamom
1 Tr. Ravintsara	1 Tr. Lemongrass	2 Tr. Ingwer
2 Tr. Zitrone	2 Tr. Pfefferminze	1 Tr. Koriander

Inhalationen

Inhalationen werden eingesetzt bei Grippe, Schnupfen und Erkältungskrankheiten, auch für kosmetische Zwecke als Gesichtsdampfbad.
Dafür kann man ein Plastikinhalationsgerät aus der Apotheke verwenden oder einfach eine große Schüssel und ein Baumwolltuch, das über Kopf und Schüssel gelegt wird.
1- 2 Tr. ätherisches Öl werden pur in 1- 2 Liter heißes Wasser gegeben. Die Inhalation kann bei akuten Beschwerden 2- 3 mal täglich jeweils 5- 10 Minuten lang vorgenommen werden. Dabei wird langsam und tief durch die Nase ein- und ausgeatmet.
Das Gesichtsdampfbad kann 1- 2 mal pro Woche jeweils 5- 10 Minuten lang gemacht werden.
Vorsicht bei erweiterten Äderchen und Couperose!

Rezepte

„Erkältung"	„Grippe"	„Gesichtsdampfbad" (reinigend)
1 Tr. Cajeput	1 Tr. Ravintsara	1 Tr. Neroli
1 Tr. Eukalyptus	1 Tr. Salbei	
oder	oder	oder
1 Tr. Fichtennadel	1 Tr. Kiefernadel	1 Tr. Rose
1 Tr. Teebaum	1 Tr. Thymian	1 Tr. Rosengeranie

Sauna

Mit ätherischen Ölen kann man sich auch seinen persönlichen Saunaduft mischen. Zu beachten ist, dass viele ätherische Öle leicht entflammbar sind und deshalb nie pur auf die heißen Steine gegeben werden dürfen. Auf eine Kelle Wasser werden etwa 4-8 Tropfen ätherisches Öl gegeben.

Rezepte

„Durchatmen"	„Reinigend"	„Stärkend"
2 Tr. Eukalyptus	2 Tr. Eisenkraut	2 Tr. Ackerminze
2 Tr. Grapefruit	2 Tr. Fichtennadel	2 Tr. Cajeput
2 Tr. Latschenkiefer	2 Tr. Wacholder	2 Tr. Latschenkiefer
2 Tr. Zirbelkiefer	2 Tr. Weißtanne	2 Tr. Myrte

Innerliche Einnahme

Grundsätzlich ist von der innerlichen Einnahme ätherischer Öle oder Ölmischungen abzuraten. Im besonderen Fall sollte die Einnahme nur in Absprache mit einem Arzt, Heilpraktiker, Apotheker oder Aromatherapeuten stattfinden.
Viele ätherische Öle eignen sich gar nicht für die innerliche Einnahme. Ausnahmen sind zum Beispiel Fenchel, Lavendel, Pfefferminze oder Zitrone, allerdings stark verdünnt in einer Ölmischung, mit Heilerde oder einem Emulgator wie Alkohol, Honig oder Propolistinktur.
Es empfiehlt sich, 1- 2 Tropfen jeweils 2- 3 mal täglich nicht zu überschreiten. Die innerliche Einnahme sollte nur kurze Zeit vorgenommen werden, um Vergiftungen zu vermeiden. Kindern und Schwangeren ist dringend von der innerlichen Einnahme abzuraten.

Parfums

Heutzutage werden Parfums in allen erdenklichen Duftrichtungen und Nuancen angeboten. Bedauerlicherweise bestehen diese meist aus synthetischen Duftstoffen und vergälltem Alkohol.

Sie selbst haben allerdings die Möglichkeit, die Kunst des Parfummischens zu erlernen und damit einen ganz individuellen, auf Ihren Typ abgestimmten Duft zu kreieren. Um ein harmonisch riechendes Parfum herzustellen, müssen Kopf-, Herz- und Basisnote in bestimmter Weise Beachtung finden. Man mischt sie in einem Verhältnis von etwa 5:2:3.

Die Kopfnote => ist der erste Duft, der uns in die Nase steigt. Er sollte frisch und ansprechend riechen.

Die Herznote => ist das Mittelstück des Parfums. Sie prägt den Duft, zum Beispiel exotisch, blumig, herb oder süß.

Die Basisnote => bildet den Grundstock des Parfums. Sie gibt ihm Halt und wirkt als Fixativ.

Mit der Basisnote wird begonnen.
Als Trägersubstanz kann man Alkohol oder Jojobaöl verwenden. Es werden ca. 10-20 Tropfen auf 10 ml Trägersubstanz gegeben.
Damit der Duft sich voll entwickeln kann, sollte er 2- 4 Wochen reifen. Bevor Sie Ihren Duft gegebenenfalls noch einmal abändern wollen, testen Sie ihn zuerst auf der Haut, denn in der Flasche riecht er immer etwas anders. Mischen Sie sich immer nur so viel Parfum, wie sie in den folgenden 4- 8 Wochen verbrauchen, da die Haltbarkeit von Naturparfums beschränkt ist.

Tipp: Notieren Sie sich Ihre Mischung für eine eventuelle Wiederholung!

Rezepte

Damenparfum (weich-blumig)	Kinderparfum (frisch, süß)	Herrenparfum (frisch, herb)
3 Tr. Litsea	3 Tr. Blutorange	2 Tr. Bergamotte
3 Tr. Orange	3 Tr. Grapefruit	4 Tr. Limette
1 Tr. Jasmin	1 Tr. Jasmin	2 Tr. Myrte
1 Tr. Osmanthus	1 Tr. Lavendel	1 Tr. Neroli
2 Tr. Sandelholz	2 Tr. Vanille	3 Tr. Zirbelkiefer

Kosmetik

Cremes

Für die Herstellung von Cremes stehen Ihnen verschiedene Cremegrundlagen zur Verfügung.
- neutrale Fertigcreme
- Lanolin (gereinigt)
- Kakaobutter
- Sheabutter
- Bienenwachs mit Öl

Die Cremegrundlage wird im Wasserbad verflüssigt (nicht gekocht).Nach dem Abkühlen werden die ätherischen Öle beigemengt. Im Fall von Bienenwachs werden Öl und Wachs gleichzeitig erwärmt.
Man gibt 6- 8 Tropfen ätherisches Öl auf 30ml Cremegrundlage.
Für therapeutische Einreibungen, wie zum Beispiel Hustenbalsam, kann die Tropfenzahl auf 25- 30 Tropfen erhöht werden.
Die fertigen Cremes haben bei kühler Lagerung eine Haltbarkeit von etwa 8 Wochen. Die Konservierung übernehmen dabei die enthaltenen ätherischen Öle. Schimmelige oder „gekippte" Produkte sollten nicht mehr verwendet werden.

Rezepte

„Tagescreme"	„Nachtcreme"	„Schutzcreme"
1 Tr. Grapefruit	2 Tr. Orange	2 Tr. Benzoe
3 Tr. Karottensamen	3 Tr. Lavendel	1 Tr. Kamille blau
2 Tr. Lavendel	1 Tr. Rose	3 Tr. Lavendel
1 Tr. Rosenholz	1 Tr. Sandelholz	1 Tr. Neroli
Auf 30 ml Fertigcreme	Auf 30 ml Lanolin	Auf 30 ml Sheabutter

„Hustenbalsam"	„Lippenbalsam"	„Tigerbalsam"
8 Tr. Cajeput	2 Tr. Litsea	8 Tr. Kampfer
8 Tr. Eukalyptus	2 Tr. Melisse	8 Tr. Rosmarin
2 Tr. Salbei	5 Tr Benzoe	8Tr. Thymian
		8 Tr. Ravintsara
Auf 30 ml Bienenwachs Schwarzkümmelölgemisch	Auf 30 ml Bienenwachs-Jojobaölgemisch	Auf 30 ml Bienenwachs-Johanniskrautölgemisch

Gesichtspflegemittel

Für die Gesichtspflege gibt es verschiedene Produkte. Dazu gehören reinigende Produkte, Gesichtspackungen– und wässer, sowie Aftershaves.

Hauttypen

Normale Haut	Bergamotte, Kamille, Lavendel, Limette, Neroli, Petit Grain, Rose
Trockene Haut	Jasmin, Johanniskraut, Kamille, Mimose, Myrrhe, Neroli, Orange, Patchouli, Petit Grain, Rose, Rosengeranie, Rosenholz Sandelholz, Tolu, Vetiver, Weihrauch, YlangYlang
Empfindliche Haut	Cajeput, Cistrose, Immortelle, Kamille blau, Lavendel, Manuka, Mimose, Narde, Neroli, Patchouli, Rose, Rosengeranie, Rosenholz, Teebaum
Fette Haut	Bay, Bergamotteminze, Bitterorange, Palmarosa, Petit Grain, Pfefferminze, Rosmarin, Zitrone, Zypresse
Ältere Haut	Benzoe, Galbanum, Karottensamen, Lavendel, Limette, Melisse, Mimose, Muskatellersalbei, Neroli, Palmarosa, Patchouli, Rose, Rosenholz, Vetiver, Weihrauch, Zitrone
Akne- Haut	Benzoe, Bergamotte, Cistrose, Elemi, Galbanum, Ho- Blätter, Honigwabe, Immortelle, Iris, Kamille blau, Karottensamen, Lavendel, Linaloeholz, Lorbeer, Magnolienblätter, Manuka, Myrrhe, Nanaminze, Narde, Osmanthus, Palmarosa, Patchouli, Petit Grain, Pfefferminze, Rosengeranie, Sandelholz, Schafgarbe, Spearmint, Styrax, Tolu, Vetiver, Wacholder, Weihrauch, YlangYlang, Zeder, Zitrone

Reinigungsmilch und Lavaerde

Zur Reinigung stehen Ihnen neben der Neutralseife eine Reinigungsmilch und Lavaerde zur Verfügung.

Für die Herstellung einer Reinigungsmilch werden 50 ml Wasser erhitzt und darin 2 EL weiße Heilerde aufgelöst. Dann werden langsam 25 ml Basisöl und etwa 15 Tropfen ätherisches Öl beigemengt. Nach dem Abkühlen sollte das Produkt kühl gelagert werden.

Zur Lavaerde, mit Wasser angerührt, werden 1-2 Tropfen ätherisches Öl nach Bedarf pro EL Lavaerde gegeben. Lavaerde ist ein natürliches Tonmineral, das sehr wirksam Fett- und Schmutzpartikel absorbiert.

„empfindliche- trockene Haut"

5 Tr. Grapefruit
3 Tr. Kamille blau
4 Tr. Lavendel
2 Tr. Sandelholz

Auf 75 ml Reinigungsmilch
oder Neutralseife/ Lavaerde

„normale- fette Haut"

5 Tr. Orange
3 Tr. Lavendel
2 Tr. Rosenholz
2 Tr. Teebaum

Auf 75 ml Reinigungsmilch
oder Neutralseife/ Lavaerde

Gesichtspackung

Für die Gesichtspackungen können Sie als Grundlage Heilerde mit Öl verwenden. Zunächst wird etwa 1 EL Heilerde mit 2 EL Wasser oder Hydrolat angerührt und danach 1 TL Basisöl dazugemischt. Anschließend kann man 1-2 Tropfen ätherisches Öl dazugeben.

„Feuchtigkeitsspendend"

1 Tr. Mimose
1 Tr. Kamille blau

„ Klärend"

1 Tr. Salbei
1 Tr. Zitrone

„Beruhigend"

1 Tr. Lavendel
1 Tr. Orange

Gesichtswasser

Für ein Gesichtswasser eignen sich am besten Hydrolate als Grundlage. Auf 30 ml Hydrolat werden ca. 3- 5 Tropfen ätherisches Öl gegeben.

„Empfindliche- trockene Haut"

1 Tr. Melisse
2 Tr. Kamille blau
2 Tr. Sandelholz

Auf 30 ml Lavendelhydrolat
oder Orangenblütenhydrolat

„Normale- fette Haut"

1 Tr. Bergamotteminze
2 Tr. Lavendel
2 Tr. Zitrone

Auf 30 ml Hamamelishydrolat,
Pfefferminzhydrolat, Teebaumhydrolat

Tipp: Bei geschwollenen oder müden Augen können Sie einfach zwei Wattepads mit Rosenwasser tränken und 5 Minuten auflegen.

Aftershave

Für die Herstellung eines Aftershaves können Sie ein Wasser- Alkoholgemisch (5:1) oder ein Hydrolat als Grundlage verwenden, am besten Hamamelis-, Lavendel- oder Rosengeranienhydrolat. Es werden 3- 5 Tropfen ätherisches Öl auf 30 ml Grundlage gegeben.

„Süß"	„Herb"	„Frisch"
2 Tr. Patchouli	2 Tr. Grapefruit	2 Tr. Limette
1 Tr. Sandelholz	1 Tr. Lemongrass	2 Tr. Myrte
1 Tr. Tolu	2 Tr. Zeder	1 Tr. Zypresse
Auf 30 ml Rosengeranien hydrolat.	Auf 30 ml Hamamelis-hydrolat	Auf 30 ml Lavendel-hydrolat

Körperpflegemittel

Zu den Körperpflegemitteln zählen Shampoo, Duschgel, Haarkur, Körpermilch und Deospray.

Duschgel und Shampoo

Geben Sie auf 300 ml Neutralshampoo etwa 75- 95 Tropfen ätherisches Öl.

Rezepte

„Belebend"	„Harmonisierend"	„Sensibel"
35 Tr. Grapefruit	32 Tr. Lavendel	30 Tr. Grapefruit
15 Tr. Limette	25 Tr. Honig	25 Tr. Karottensamen
25 Tr. Ingwer	18 Tr. Vanille	20 Tr. Palmarosa

„Trockenes Haar"	„Fettes Haar"	„Schuppige Kopfhaut"
28 Tr. Orange	17 Tr. Salbei	25 Tr. Grapefruit
8 Tr. Neroli	23 Tr. Pfefferminze	15 Tr. Kamille röm.
25 Tr. Patchouli	15 Tr. Teebaum	23 Tr. Lavendel
15 Tr. Sandelholz	25 Tr. Zitrone	17 Tr. Zeder

Haarkur

Geben Sie zu einer Grundmischung aus 3 EL Quark und je 3ml Jojobaöl, Macadamianussöl und Avocadoöl etwa 7- 8 Tropfen ätherisches Öl. Die Kurpackung sollte ca. 10 Minuten einwirken.

„Fruchtig"	„Erfrischend"	„Samtig"
1 Tr. Grapefruit	2 Tr. Orange	2 Tr. Bergamotte
3 Tr. Orange	3 Tr. Melisse	1 Tr. Palmarosa
2 Tr. Zitrone	1 Tr. Pfefferminze	3 Tr. Rosengeranie

Körpermilch

Zur Herstellung einer Körpermilch werden 50 ml Wasser erhitzt. Dazu gibt man 2 EL weiße Heilerde, nach und nach 25 ml Basisöl und etwa 15 Tropfen ätherisches Öl.

„Aktivierend"	„Trockene Haut"	„Einhüllend"
1 Tr. Grapefruit	5 Tr. Orange	2 Tr. Benzoe
3 Tr. Petit Grain	4 Tr. Kamille blau	6 Tr. Grapefruit
2 Tr. Myrte	3 Tr. Mimose	4 Tr. Lavendel
1 Tr. Rosenholz	1 Tr. Sandelholz	3 Tr. Vanille
Auf 75 ml mit Aloe Vera Öl auffüllen	Auf 75 ml mit Weizenkeimöl auffüllen	Auf 75 ml mit Johanniskrautöl auffüllen

Deospray

Als Grundlage eignet sich am besten ein Hydrolat. Es werden etwa 12 Tropfen ätherisches Öl auf 30 ml Hydrolat gegeben.

5 Tr. Grapefruit	4 Tr. Pfefferminze	4 Tr. Benzoe
4 Tr. Lavendel	3 Tr. Salbei	5 Tr. Rosengeranie
3 Tr. Sandelholz	4 Tr. Schafgarbe	3 Tr. Teebaum
Auf 30 ml Myrten hydrolat	Auf 30 ml Hamamelis hydrolat	Auf 30 ml Sandelholz- hydrolat

Tipp: Auf die gleiche Weise können Sie sich Körpersprays herstellen, zum Beispiel ein Körperspray gegen Insekten oder ein Fußspray für schwitzenden Füße oder geschwollene Beine.

Mundpflege

Zu Mundpflegeprodukten zählen Mundwässer, Zahnpastas und Gurgellösungen.

Mundwässer/ Gurgellösungen
Als Grundlage für Mundwässern und Gurgellösungen eignen sich Hydrolate wie Pfefferminzwasser, Teebaumwasser oder Sandelholzwasser.
Für ein Mundwasser werden auf 30 ml Hydrolat 6-8 Tropfen ätherisches Öl gegeben.
Für eine Gurgellösung nimmt man 12- 15 Tropfen auf 30 ml Hydrolat.
Bei akuten Beschwerden, zum Beispiel bei Halsschmerzen, kann man die Gurgellösung 2- 3 mal täglich etwa 2- 3 Wochen lang verwenden.

Rezepte

„Mundpflege"	„Mundgeruch"	„Zahnfleischentzündung"
2 Tr. Zitrone	1 Tr. Cardamom	4 Tr. Myrrhe
2 Tr. Pfefferminze	2 Tr. Myrrhe	3 Tr. Niauli
2 Tr. Myrrhe	3 Tr. Pfefferminz	1 Tr. Sandelholz
Auf 30 ml Pfefferminz hydrolat	Auf 30 ml Teebaum hydrolat	Auf 30 ml Sandelholz-hydrolat

„Halsschmerzen"	„Mandelentzündung"	„Aphthen"
2 Tr. Benzoe	2 Tr. Anissamen	4 Tr. Myrrhe
4 Tr. Bergamotte	2 Tr. Nelke	3 Tr. Salbei
3 Tr. Myrrhe	4 Tr. Pfefferminze	1 Tr. Sandelholz
3 Tr. Ysop	3 Tr. Salbei	3 Tr. Teebaum
Auf 30 ml Pfefferminz hydrolat	Auf 30 ml Teebaum hydrolat	Auf 30 ml Sandelholz-hydrolat

Zahnpasta
Sie können sich Ihre Zahnpasta selbst herstellen. Dazu verrühren Sie weiße Heilerde mit 100 ml Wasser zu einem dicken Brei und geben noch 6- 8 Tropfen ätherisches Öl dazu.

„Frischer Atem"	„Zahnfleischprobleme"
2 Tr. Grapefruit	2 Tr. Orange
4 Tr. Pfefferminze	1 Tr. Schafgarbe
3 Tr. Myrrhe	3 Tr. Zitrone
3 Tr. Salbei	2 Tr. Zypresse

Haushalt

Ätherische Öle werden auch im Haushalt als nützliche Hilfsmittel eingesetzt: zum Desinfizieren von Böden, zum Beduften von Wäsche oder zum Vertreiben von lästigem Ungeziefer.

Rezepte

„Desinfektionsmittel"

2 Tr. Lavendel
2 Tr. Oregano
2 Tr. Teebaum
2 Tr. Thymian

Auf eine Kappe
Putzmittel
geben

„Mottenschreck"

2 Tr. Bitterorange
1 Tr. Eisenkraut
2 Tr. Muskatellersalbei
3 Tr. Speiklavendel

Auf ein Vlies träufeln
und im Schrank
aufhängen

„Waschmittelzusatz"

2 Tr. Bergamotte
2 Tr. Grapefruit
2 Tr. Latschenkiefer
2 Tr. Zitrone

In die Weichspülkammer
geben

„Wäschebeduftung

2 Tr. Grapefruit
3 Tr. Lavendel
1 Tr. Rosengeranie
2 Tr. Zitrone

Auf ein Vlies träufeln und
im Schrank aufhängen

„Insektenschreck"

3 Tr. Citronella
2 Tr. Nelke
3 Tr. Speiklavendel
3 Tr. Zitronenmyrte

Auf einen Duftstein neben
dem Bett geben

„Schuhschrank"

3 Tr. Zitrone
2 Tr. Kiefernnadel
1 Tr. Lavendel
2 Tr. Zeder

Auf ein Vlies träufeln, im
Schuhschrank aufhängen

Kochen mit ätherischen Ölen

Es ist eine ganz besondere Kunst, edle naturreine Aromen in der Küche zu verwenden. Im ätherischen Öl fehlen die festen Bestandteile, daher sind auch bestimmte Geschmacksstoffe nicht mehr vorhanden. Deshalb erleben wir andere geheimnisvolle Gaumenfreuden, wenn wir - vorsichtig dosiert - duftende Essenzen zum Verfeinern unserer Gerichte und Getränke einsetzen.

Nur wenige Menschen wissen, dass ätherische Öle zum Aromatisieren von Speisen und Getränken verwendet werden können. Mehr als 50 % der Gesamtproduktion von ätherischen Ölen werden als „Verwöhnaroma" in Nahrungsmitteln eingesetzt.

Wie wichtig unsere Nase beim Essen ist, merken wir , wenn unser Geruchssinn beeinträchtigt ist, wie zum Beispiel bei Erkältung oder Schnupfen. Dann haben wir bedeutend weniger Appetit, da wir beim Essen fast nichts mehr schmecken können. Unsere Zunge kann nämlich nur salzig, sauer, bitter oder süß unterscheiden. Im Rachenraum nehmen wir scharf wahr. Der große Rest an „Geschmack" wird sozusagen durch die Nase gerochen, nicht geschmeckt.

Im folgenden werden einige einfach herzustellende Rezepte für die Aromaküche vorgestellt.
Wir empfehlen, bei der Verwendung der gewünschten ätherischen Öle auf beste Qualität aus kontrolliert biologischem Anbau zu achten.

Die meisten ätherischen Öle im Fachhandel sind üblicherweise nicht als Lebensmittel deklariert. Lassen Sie sich dazu von Ihrer Vertrauensperson im Fachhandel (z.B. Apotheke, Naturkostfachgeschäft,....) beraten.

Rezepte, für Drinks , Aufstriche und zum Backen

Heiße Getränke

Sirup für Chai Tee

200g Rohrohrzucker, 200 ml Wasser
1 Tr. Zimtrinde 60% bio, 1 Tr. Vanille bio, 1 Tr. Cardamom bio, 1 Tr. Kakaoextrakt bio

Den Zucker im Wasser aufkochen, bis zum völligen Lösen umrühren; nach dem Abkühlen die äth. Öle dazugeben; den Sirup in eine Flasche füllen und kalt stellen.

1 EL dieser Sirupmischung - für Kinder 1TL- zu heißem Tee, etwa Darjeeling oder Grüntee, reichen; nach Belieben Milch oder Sahne dazu.

Heiße Zitrone

100 g Honig
25 Tr. Zitrone bio

Gut miteinander vermengen; die Mischung ist ca. 8 Wochen haltbar,

1 gestr. TL in einer Tasse (150 ml) heißem Wasser auflösen.

Punsch

1 Liter Früchtetee oder Saft aus roten Früchten
1 Liter Rotwein
300 g Rohrohrzucker
30-50 ml Weingeist
2 Tr. Vanille
2 Tr. Orange
1 Tr. Melisse (oder Zitrone bio)

Tee oder Saft, Rotwein und Zucker miteinander aufkochen; dann
den Weingeist dazu geben und alles abkühlen lassen; die ätherischen Öle dazu geben und
alles gut vermischen.

Liköre und Weine

Melissen Wein

500 ml milder Weißwein ,evtl. auch alkoholfreier Wein
250 g Honig oder Rohrohrzucker
2-3 Tr. Melisse

Weißwein kurz aufkochen, Honig oder Zucke rdarin auflösen, abkühlen lassen; 2 Tr. Melisse
dazu geben.

1 x tägl. 1/2 Tasse trinken.

Melissen-Apfel-Aperitif

Auch für Kinder ab 6 Jahren

Wie oben zubereiten, anstatt Weißwein Apfelsaft bio und nur 1 Tr. Melisse verwenden.

Eierlikör

500g Rohrohrzucker
8 Tr. Vanille
10 Eigelb, 1 P. Sahne, 1/2 Liter Weingeist aus der Apotheke
125 ml Wasser oder Milch oder Sahne
Zucker, Eigelb und Vanilletropfen schaumig rühren, Milch, Weingeist und Wasser dazu geben; in Flaschen abfüllen.

Gewürzlikör
250 ml Wasser
500g Rohrohrzucker
1/2 l Weingeist,
4 Tr. Vanille
1 Tr. Zimtrinde
2 Tr. Tonkabohne
2 Tr. Kakao
1 Tr. Orange bio

Lauwarmes Wasser gut mit dem Zucker verrühren; Weingeist und äth. Öle dazu geben; den Likör in Flaschen füllen.

Backrezepte

Vanille – Mandarine – Kekse

300g Mehl
1/2 Pkg. Backpulver
200g Butter
100g Puderzucker
3 Eigelb
5 Tr Vanilleextrakt bio
1/2 Glas Aprikosenmarmelade,
mit 4 Tr. Vanilleextrakt bio und 8 Tr. Mandarine rot bio aromatisiert

Mehl, Backpulver, Puderzucker, Eigelb mit den ätherischen Ölen mischen und mit der in Würfel geschnittenen weichen Butter gut verkneten. Den Teig ca. 30 Minuten ruhen lassen,; 3mm dick ausrollen, Kekse ausstechen, bei 180 Grad ca. 5-7 Min backen; die abgekühlten Kekse mit Marmelade bestreichen und jeweils zwei zusammensetzen.

Linzer Kekse

300 g Mehl
200 g Butter
4 EL Honig
150 g Rohrohrzucker
1 Ei
50 g gemahlene Nüsse
6 Tr. Orange bio
3 Tr. Zitrone bio
1 Tr. Zimtrinde 60% bio

Alle Zutaten zu einem glatten Teig kneten und etwas ruhen lassen; Teig ausrollen, kleine Kekse ausstechen, bei 170 Grad ca. 12 Min. backen.
Nach dem Abkühlen jeweils 2 Kekse mit Marmelade bestreichen und zusammensetzen.

Vanille Kipferl

300 g Mehl
250 g Butter
4 EL Honig
150 g Rohrohrzucker
150 g gemahlene Mandeln
4 Tr. Vanille bio
4 Tr. Tonka-Extrakt
Puderzucker und 2 Tr. Vanille zum Bestäuben

Falls der Teig zu trocken und brüchig ist, noch1 Eigelb dazugeben
Alle Zutaten vermengen, ca. 1 Stunde kühl ruhen lassen; kleine Kugeln formen und daraus
Kipferl machen.
Ca. 10 Min. bei 150 Grad backen.
Nach dem Abkühlen nach Belieben mit Puderzucker bestreuen.

Limetten-Quark-Schnitten mit Trauben

Für den Biskuitteig:

4 Eier
100 g Rohrohrzucker
90 g Bio-Weizenmehl
1 EL Speisestärke

Eier mit Rohrohrzucker schaumig rühren, Mehl und Speisestärke vorsichtig unterziehen;
Blech mit Backpapier auslegen und Masse darauf verteilen; ca. 10-15 min bei 170 Grad
backen;
Papier abziehen, den Teig halbieren und auskühlen lassen.

Für die Zitronencreme:
250 g Quark
ca. 50 g Rohrohrzucker (evtl. mehr, je nach Geschmack)
2-3 El flüssige Sahne
4 Tr. Limette bio.

Zutaten gut vermengen; die Zitronencreme auf einer Hälfte des Biskuitbodens verteilen und
mit halbierten Trauben belegen. Mit der zweiten Biskuithälfte abdecken, mit Puderzucker
bestreuen und in Schnitten schneiden.

Aroma-Brotaufstriche und Salatsoßen

Frischkäseaufstrich Rosmarin-Basilikum

500 g Frischkäse
1 Tr. Rosmarin bio
1 Tr. Basilikum bio

Ätherische Öle gut in den Frischkäse einrühren.
Achtung: Dosierung genau einhalten !
Dünn auf frisches Roggenbrot streichen.

Tomaten-Basilikum Salat, auch für Bruschetta-Belag geeignet

50ml Balsamico-Essig
20 ml Olivenöl
2 Tr. äth. Basilikumöl bio
2 Tr. äth. Öl schwarzer Pfeffer bio

Ätherische Öle gut in das Olivenöl einrühren und mit dem Balsamico-Essig vermengen.
Über die geschnittenen Tomaten geben.

Eis

Lavendeleis - Rezept aus der Provence

1 Tr. Lavendel fein bio
400 ml Schlagsahne
80 – 100 g Rohrohrzucker

Sahne und Rohrohrzucker langsam zu fester Schlagsahne schlagen, 1 Tr. Lavendel dazu;
einige Stunden tiefkühlen, währenddessen mehrmals umrühren; eine Eismaschine wäre
optimal. Das fertige Eis nach Belieben mit einigen Lavendelblüten dekorieren.

Vanilleeis

4 Tr. Vanilleextrakt bio
400 ml Schlagsahne
80 – 100 g Rohrohrzucker

Sahne und Rohrohrzucker langsam zu fester Schlagsahne schlagen, 4 Tr. Vanilleextrakt
dazu; einige Stunden tiefkühlen, währenddessen mehrmals umrühren; eine Eismaschine
wäre optimal..

Tiere

Natürlich kann die Aromatherapie auch unseren Vierbeinern helfen. Allerdings sollte mit Duftmischungen vorsichtig umgegangen werden, da Tiere oftmals einen feineren Geruchssinn besitzen als wir Menschen.
Achtung: Katzen sollten nicht am Körper mit ätherischen Ölen behandelt werden, da sie keine Terpene (häufige Bestandteile in ätherischen Ölen) vertragen!
Raumbeduftung ist auch für Katzen ok.
Sehr gut wird Aromatherapie von Hunden und Pferden vertragen.
Wenn Sie sich Zeit nehmen, können Sie Ihr Tier selbst wählen lassen, welches Öl ihm zusagt und welches nicht. Dazu stellen Sie die geschlossenen Fläschchen mit etwas Abstand nebeneinander auf und lassen Sie Ihr Tier daran schnuppern. Je mehr Interesse (Schnuppern) das Tier zeigt, umso größer ist die Akzeptanz des jeweiligen Öls.

„Pfotenschutz

2 Tr. Benzoe
2 Tr. Lavendel
2 Tr. Rosengeranie
2 Tr. Myrte
20 ml Sheabutter
10 ml Calendulaöl
Gerade Hunde, die im Winter oft mit Streusalz in Berührung kommen, brauchen besonderen Schutz. Cremen Sie die Pfoten 2-3 mal täglich ein, allerdings nicht direkt vor dem Spaziergang.

„Floh-Zeckenschutz"

3 Tr. Bergamotteminze
2 Tr. Teebaum
1 Tr. Nelke
2 Tr. Zeder
30 ml Neutralshampoo
30 ml Rosenwasser
Sie können entweder ein Shampoo oder ein Spray herstellen. Das Shampoo sollte 1mal im Quartal angewendet werden, das Spray für große Hunde 1- 2 mal pro Woche in der Saison, für kleine Hunde oder Katzen 1 mal pro Woche.

„Kleine Wunden"

2 Tr. Benzoe
1 Tr. Immortelle
3 Tr. Lavendel
2 Tr. Rosengeranie
30 ml Rosenwasser
Bei kleinen Bisswunden und Verletzungen 2- 3 mal täglich vorsichtig aufsprühen.

Zuordnung der Kopf-, Herz- und Basisnoten

Kopfnote	Herznote	Basisnote
Ackerminze	Angelikawurzel	Benzoe Siam
Anissamen	Cardamom	Cardamom
Basilikum	Champaca	Cistrose
Bay	Cistrose	Eichenmoos
Bergamotte	Douglasfichte	Elemi
Bergamotteminze	Fenchel	Ho- Blätter
Bitterorange	Fichtennadel	Honigwabe
Blutorange	Frangipani	Immortelle
Cajeput	Galbanum	Karottensamen
Citronella	Ho- Blätter	Linaloeholz
Dill	Immortelle	Moschuskörner
Douglasfichte	Ingwer	Myrrhe
Eisenkraut	Iris	Narde
Eukalyptus	Jasmin	Oud
Fenchel	Johanniskraut	Patchouli
Fichtennadel	Kakaoextrakt	Sandelholz
Galbanum	Kamille	Styrax
Grapefruit	Kiefernnadel	Thymian
Kakaoextrakt	Koriandersamen	Tolu
Kampfer	Kreuzkümmel	Tonka
Kiefernnadel	Latschenkiefer	Vanille
Koriandersamen	Lavandin	Vetiver
Latschenkiefer	Lavendel	Weihrauch
Lavendelsalbei	Linaloeholz	Zeder
Lemongrass	Lorbeer	Zypresse
Limette	Magnolienblätter	
Litsea	Majoran	
Lorbeer	Manuka	
Magnolienblätter	Melisse	
Majoran	Mimose	
Mandarine	Muskatellersalbei	
Muskatellersalbei	Myrte	
Myrte	Narde	
Nanaminze	Neroli	
Nelke	Oregano	
Niauli	Osmanthus	
Orange	Palmarosa	
Oregano	Patchouli	
Petit Grain	Petit Grain	
Pfeffer	Pfeffer	
Pfefferminze	Riesentanne	
Ravintsara	Rose	
Riesentanne	Rose Bourbon	
Rose Absolue	Rosengeranie	
Rosmarin	Rosenholz	
Salbei	Sandelholz	
Spearmint	Schafgarbe	
Tulsi	Speiklavendel	
Wacholder	Teebaum	
Weißtanne	Thymian	
Wiesenkönigin	Weißtanne	
Ysop	Ylang Ylang	
Zirbelkiefer	Zeder	
Zitrone	Zimt	
Zitronenbasilikum	Zirbelkiefer	
Zitronenmyrte	Zypresse	

Krankheitsregister

Wichtige ätherische Öle bei Beschwerden von A - Z

A

Abszess
Elemi, Galbanum, Karottensamen, Lavandin, Lavendel, Muskatellersalbei, Niauli, Rosengeranie

Abwehrkräfte => Immunstärkend

Adstringierend
Blutorange, Grapefruit, Myrrhe, Myrte, Orange, Rosengeranie, Zitrone, Zypresse

Akne
Benzoe, Cistrose, Galbanum, Ho- Blätter, Honigwabe, Immortelle, Iris, Kamille blau, Karottensamen, Lavendel, Linaloeholz, Lorbeer, Manuka, Myrrhe, Narde, Neroli, Osmanthus, Palmarosa, Patchouli, Petit Grain, Pfefferminze, Sandelholz, Schafgarbe, Styrax, Teebaum, Tolu, Vetiver, Wacholder, Weihrauch, Ylang- Ylang, Zeder

Allergien
Immortelle, Kamille blau, Kiefernadel, Manuka, Myrte, Narde, Vetiver, Weihrauch, Zeder, Zypresse

Angina
Bay, Bergamotte, Koriander, Lorbeer, Myrrhe, Nelke, Rosengeranie, Rosenholz, Salbei, Sandelholz, Thymian, Weihrauch.

Angst
Angelikawurzel, Basilikum, Benzoe, Bergamotte, Bergamotteminze, Bitterorange, Eisenkraut, Frangipani, Grapefruit, Ho- Blätter, Honigwabe, Immortelle, Iris, Jasmin, Johanniskraut, Kakao, Kamille blau, Kamille röm., Kamille marokkanisch, Karottensamen, Lavendel, Lavendelsalbei, Linaloeholz, Lorbeer, Majoran, Mandarine, Melisse, Mimose, Moschuskörner, Muskatellersalbei, Myrrhe, Narde, Neroli, Niauli, Orange, Osmanthus, Oud, Palmarosa, Patchouli, Petit Grain, Rose, Rose Absolue, Rosengeranie, Rosenholz, Sandelholz, Schafgarbe, Styrax, Teebaum, Tolu, Tonka, Vanille, Vetiver, Wacholder, Weihrauch, YlangYlang, Zeder, Zirbelkiefer

Anregend
Ackerminze, Bay, Cardamom, Citronella, Douglasfichte, Eukalyptus cineol, Eukalyptus radiata, Grapefruit, Kampfer, Kiefernnadel, Latschenkiefer, Lavandin, Lemongrass, Limette, Litsea, Myrte türkisch, Nanaminze, Oregano, Pfeffer, Pfefferminze, Ravintsara, Riesentanne, Rosmarin, Salbei, Spearmint, Speiklavendel, Thymian, Wacholder, Weißtanne, Wiesenkönigin, Ysop, Zirbelkiefer, Zitrone, Zitronenmyrte, Zypresse

Antibakteriell

Bay, Bergamotte, Bergamotteminze, Cajeput, Cardamom, Cistrose, Dill, Elemi, Eukalyptus cineol, Eukalyptus radiata, Fichtennadel, Galbanum, Ho- Blätter, Kamille blau, Kampfer, Kiefernnadel, Koriander, Kreuzkümmel, Lavandin, Lavendel, Lavendelsalbei, Lemongrass, Linaloeholz, Lorbeer, Majoran, Manuka, Myrrhe, Myrte, Nelke, Neroli, Niauli, Oregano, Palmarosa, Petit Grain, Pfeffer, Pfefferminze, Ravintsara, Riesentanne, Rose, Rose Absolue, Rosengeranie, Rosenholz, Rosmarin, Salbei, Speiklavendel, Teebaum, Thymian, Wacholder, Weihrauch, Weißtanne, Wiesenkönigin, Ysop, Zeder, Zimt, Zitrone

Antriebslosigkeit

Eisenkraut, Grapefruit, Limette, Koriander, Koriander, Myrte, Pfeffer schwarz, Pfefferminze, Riesentanne, Thymian, Zirbelkiefer, Zitrone

Appetitanregend

Anissamen, Basilikum, Bergamotte, Blutorange, Dill, Kakao, Kamille blau, Mandarine, Melisse, Nanaminze, Orange, Oregano, Pfeffer, Pfefferminze, Salbei, Schafgarbe, Spearmint, Thymian, Vanille, Ysop, Zitrone

Aphthen

Benzoe Siam, Bergamotte, Bergamotteminze, Kardamom, Fenchel, Kamille, Lavandin, Lavendel, Limette, Nelke, Myrrhe, Pfefferminze, Rosengeranie, Salbei, Sandelholz, Teebaum, Zitrone

Arthritis

Cajeput, Eukalyptus citriodora, Fichtennadel, Galbanum, Immortelle, Lavendel, Majoran, Nelke, Pfefferminze, Rosmarin, Thymian, Weihrauch, Wiesenkönigin, Zitrone

Arthrose

Eukalyptus citriodora, Galbanum, Johanniskraut, Kampfer, Kiefernnadel, Lavendelsalbei, Lorbeer, Majoran, Pfeffer, Speiklavendel, Thymian, Tonka, Tulsi, Weißtanne, Zimtrinde, Zirbelkiefer

Asthma

Benzoe, Fenchel, Iris, Kiefernnadel, Lavendel, Neroli, Petit grain, Spearmint, Weihrauch, Zeder, Zimtrinde, Zirbelkiefer

Atemwegserkrankung => Bronchialkrankheiten

Ausgleichend => Harmonisierend

B

Bauchschmerzen

Angelikawurzel, Kardamom, Dill, Ingwer, Kamille blau, Kamille römisch., Karottensamen, Koriander, Kreuzkümmel, Lemongrass, Mandarine rot, Melisse, Neroli, Petit Grain, Pfeffer, Pfefferminze, Rose Absolue, Rosengeranie, Schafgarbe, Thymian, Tonka, Zimt

Beruhigend
Anissamen, Benzoe, Bergamotte, Bergamotteminze, Bitterorange, Blutorange, Dill, Eukalyptus citriodora, Fenchel, Frangipani, Galbanum, Ho- Blätter, Honigwabe, Immortelle, Iris, Jasmin, Johanniskraut, Kakao, Kamille blau, Kamille römisch., Kamille marokkanisch, Karottensamen, Koriander, Kreuzkümmel, Linaloeholz, Majoran, Manuka, Melisse, Mimose, Muskatellersalbei, Narde, Neroli, Orange, Osmanthus, Oud, Palmarosa, Patchouli, Rosenholz, Sandelholz, Schafgarbe, Styrax, Tolu, Tonka, Vanille, Vetiver, Weihrauch, YlangYlang, Zeder

Besenreiser
Cistrose, Karottensamen, Niauli,

Betäubend
Ackerminze, Nelke, Pfefferminze, Rose Absolue

Bindehautentzündung
Rose stark verdünnt oder Rosenhydrolat

Blähungen
Anissamen, Bay, Kardamom, Dill, Fenchel, Galbanum, Ingwer, Karottensamen, Koriander, Kreuzkümmel, Melisse, Orange, Patchouli, Pfeffer, Schafgarbe, Thymian

Blasenentzündung
Bergamotte, Eukalyptus, Kamille blau, Lavendel, Melisse, Niauli, Sandelholz, Schafgarbe, Teebaum, Wacholder, Wiesenkönigin, Zeder

Blutdruck steigernd
Kampfer, Kiefernnadel, Limette, Oregano, Pfeffer, Pfefferminze, Rosmarin, Wacholder, Wiesenkönigin, Ysop

Blutdruck senkend
Basilikum, Jasmin, Karottensamen, Majoran, Melisse, Muskatellersalbei, Narde, Neroli, Petit Grain, Rosengeranie, Sandelholz, Schafgarbe, Ylang- Ylang, Zeder, Zitrone

Bluterguss => Hämatom

Blutreinigend
Angelikawurzel, Karottensamen, Pfeffer, Muskatellersdalbei, Pfefferminze, Ravintsara, Wacholder, Zitrone

Blutstillend
Cistrose, Immortelle, Karottensamen, Lavendel, Pfefferminze, Rose, Zitrone, Zypresse

Bronchialkrankheiten

Angelikawurzel, Bay, Benzoe, Bitterorange, Cajeput, Cardamom, Dill, Douglasfichte, Eukalyptus cineol, Eukalyptus radiata, Fenchel, Fichtennadel, Galbanum, Ho- Blätter, Iris, Kampher, Kiefernnadel, Koriander, Latschenkiefer, Lavendel, Lavendelsalbei, Lorbeer, Majoran, Manuka, Myrrhe, Myrte, Nanaminze, Nelke, Niauli, Oregano, Palmarosa, Petit Grain, Pfefferminze, Ravintsara, Riesentanne, Rosmarin, Salbei, Schafgarbe, Spearmint, Speiklavendel, Styrax, Teebaum, Thymian, Tolu, Weihrauch, Weißtanne, Wiesenkönigin, Ysop, Zeder, Zimt, Zirbelkiefer, Zitrone, Zypresse

Burn-out-Syndrom => Erschöpfung

C

Cortinsonähnlich
Kiefernadel, Latschenkiefer, Zirbelkiefer, Riesentanne

Couperose
Cistrose, Grapefruit, Petit Grain, Neroli, Rose, Rosengeranie, Schafgarbe, Weihrauch, Zitrone, Zypresse

D

Dammmassage
Johanniskraut, Lavendel, Muskatellersalbei, Rose, Rosengeranie

Depressionen
Angelikawurzel, Basilikum, Benzoe, Bergamotte, Bergamotteminze, Blutorange, Cistrose, Frangipani, Grapefruit, Ho- Blätter, Iris, Jasmin, Johanniskraut, Kakao, Kamille römisch., Kamille marokkanisch, Karottensamen, Koriander, Latschenkiefer, Lavendel, Lemongrass, Linaloeholz, Litsea, Lorbeer, Mandarine, Manuka, Mimose, Moschuskörner, Muskatellersalbei, Myrrhe, Narde, Neroli, Orange, Osmanthus, Palmarosa, Petit Grain, Rose, Rose Absolue, Rosengeranie, Sandelholz, Styrax, Tolu, Tonka, Vanille, Vetiver, Weihrauch, Ylang- Ylang, Zeder, Zitronenbasilikum, Zitronenmyrte

Desinfizierend
Bay, Benzoe, Cajeput, Kardamom, Citronella, Galbanum, Ingwer, Lavendel, Nelke, Oregano, Speiklavendel, Styrax, Teebaum, Thymian, Tulsi, Ysop, Zeder, Zimt, Zitrone

Desodorierend
Angelikawurzel, Citronella, Douglasfichte, Eukalyptus citriodora, Kiefernnadel, Lemongrass, Rose, Salbei, Spearmint, Zypresse

Durchblutungsfördernd
Ackerminze, Eukalyptus radiata, Fichtennadel, Immortelle, Ingwer, Kampfer, Kiefernnadel, Lavendel, Myrte, Nelke, Oregano, Pfeffer, Pfefferminze, Riesentanne, Rosmarin, Speiklavendel, Teebaum, Thymian, Tulsi, Wacholder, Weißtanne, Wiesenkönigin, Ysop, Zimt, Zirbelkiefer

Durchfall

Galbanum, Kamille blau, Oregano, Pfeffer schwarz, Pfefferminze, Rosengeranie, Thymian, Zitrone

E

Ekzeme

Benzoe Siam, Cistrose, Immortelle, Kamille blau, Karottensamen, Lavendel, Manuka, Myrrhe, Patchouli, Petit Grain, Tolu, Zeder

Entgiftend => Blutreinigend

Entschlackend

Angelikawurzel, Bitterorange, Grapefruit, Immortelle, Mandarine, Orange, Pfeffer schwarz, Rosamrin, Salbei, Wacholder, Wiesenkönigin, Zitrone, Zitronenbasilikum, Zypresse

Entspannend

Basilikum, Benzoe, Bergamotte, Bergamotteminze, Bitterorange, Blutorange, Champaca, Eichenmoos, Eukalyptus citriodora, Fenchel, Fichtennadel, Frangipani, Ho- Blätter, Honigwabe, Iris, Jasmin, Kamille blau, Kamille römisch, Kamille marokkanisch, Karottensamen, Koriander, Kreuzkümmel, Lavendel, Lemongrass, Linaloeholz, Litsea, Lorbeer, Magnolienblätter, Majoran, Mandarine, Manuka, Melisse, Mimose, Moschuskörner, Muskatellersalbei, Myrrhe, Narde, Orange, Osmanthus, Oud, Palmarosa, Patchouli, Petit Grain, Rose, Rose Absolue, Rosengeranie, Rosenholz, Sandelholz, Schafgarbe, Styrax, Tolu, Tonka, Vanille, Vetiver, Weihrauch, YlangYlang, Zeder, Zitronenbasilikum, Zitronenmyrte

Entstauend

Amyris, Cistrose, Grapefruit, Immortelle, Limette, Litsea, Lorbeer, Mandarine, Muskatellersalbei, Myrte, Orange, Palmarosa, Patchouli, Rosengeranie, Wacholder, Zitronenbasilikum, Zitronenmyrte, Zypresse

Entzündungshemmend

Angelikawurzel, Basilikum, Benzoe, Bergamotteminze, Eisenkraut, Elemi, Eukalyptus globulus, Eukalyptus citriodora, Eukalyptus radiata, Fichtennadel, Galbanum, Honigwabe, Immortelle, Johanniskraut, Kamille blau, Kamille römisch., Karottensamen, Kiefernnadel, Koriander, Latschenkiefer, Lavandin, Lavendel, Lemongrass, Litsea, Lorbeer, Manuka, Melisse, Muskatellersalbei, Myrrhe, Nanaminze, Narde, Niauli, Patchouli, Petit Grain, Riesentanne, Rose, Rosengeranie, Sandelholz, Schafgarbe, Spearmint, Styrax, Teebaum, Tolu, Weihrauch, Weißtanne, Zeder, Zitrone, Zitronenbasilikum, Zitronenmyrte

Erbrechen => Übelkeit

Erfrischend
Ackerminze, Cajeput, Douglasfichte, Eukalyptus cineol, Eukalyptus citriodora, Eukalyptus radiata, Grapefruit, Kampfer, Kiefernnadel, Latschenkiefer, Lemongrass, Limette, Litsea, Myrte, Nanaminze, Niauli, Pfeffer, Pfefferminze, Ravintsara, Riesentanne, Rosmarin, Salbei, Spearmint, Speiklavendel, Thymian, Wacholder, Weißtanne, Wiesenkönigin, Ysop, Zimt, Zirbelkiefer, Zitrone, Zitronenmyrte, Zypresse

Erkältungskrankheiten
Bay, Bitterorange, Dill, Douglasfichte, Eukalyptus globulus, Eukalyptus radiata, Fenchel, Fichtennadel, Galbanum, Ho- Blätter, Honigwabe, Iris, Kampfer, Latschenkiefer, Lavandin, Lavendel, Lavendelsalbei, Lorbeer, Magnolienblätter, Manuka, Myrte, Nanaminze, Nelke, Niauli, Palmarosa, Petit Grain, Pfefferminze, Ravintsara, Riesentanne, Rosenholz, Rosmarin, Salbei, Schafgarbe, Spearmint, Speiklavendel, Styrax, Teebaum, Thymian, Tolu, Weihrauch, Weißtanne, Wiesenkönigin, Ysop, Zeder, Zirbelkiefer, Zitrone

Erotisierend
Bay, Champaca, Eichenmoos, Frangipani, Galbanum, Ingwer, Jasmin, Kamille marokkanisch, Kreuzkümmel, Moschuskörner, Muskatellersalbei, Oud, Patchouli, Pfeffer, Rose, Rose Absolue, Sandelholz, Tonka, Vanille, Vetiver, YlangYlang, Zimt

Erschöpfung
Ackerminze, Angelikawurzel, Bay, Benzoe, Bergamotte, Bergamotteminze, Bitterorange, Blutorange, Cajeput, Kardamom, Eisenkraut, Elemi, Eukalyptus globulus, Eukalyptus radiata, Fichtennadel, Frangipani, Grapefruit, Ho- Blätter, Iris, Jasmin, Johanniskraut, Kakao, Kamille blau, Kamille römisch, Kamille marokkanisch, Kampfer, Kiefernnadel, Koriander, Latschenkiefer, Lavendel, Lavendelsalbei, Lemongrass, Linaloeholz, Litsea, Lorbeer, Magnolienblätter, Mandarine, Muskatellersalbei, Myrrhe, Myrte, Nanaminze, Narde, Nelke, Neroli, Oregano, Osmanthus, Oud, Pfeffer, Pfefferminze, Ravintsara, Riesentanne, Rosengeranie, Rosenholz, Rosmarin, Salbei, Sandelholz, Schafgarbe, Spearmint, Speiklavendel, Styrax, Teebaum, Thymian, Tolu, Tonka, Tulsi, Vanille, Vetiver, Wacholder, Weihrauch, Weißtanne, Wiesenkönigin, YlangYlang, Ysop, Zeder, Zimt, Zirbelkiefer, Zitrone, Zitronenbasilikum, Zypresse

F

Falten
Benzoe, Cistrose, Galbanum, Karottensamen, Lavandin, Lavendel, Limette, Mimose, Muskatellersalbei, Neroli, Palmarosa, Patchouli, Petit Grain, Rose, Rosenholz, Vetiver, Weihrauch, Zitrone

Fieber
Ackerminze, Bergamotteminze, Grapefruit, Kamille blau, Kampfer, Lemongrass, Limette, Melisse, Myrte, Pfefferminze, Schafgarbe, Zitrone

Fette Haut
Bergamotteminze, Bitterorange, Lavendel, Lemongrass, Neroli, Palmarosa, Petit Grain, Pfefferminze, Rosengeranie, Rosmarin, Salbei, Zeder, Zitrone, Zypresse

Flöhe => Parasiten

Frigidität
Champaca, Grapefruit, Ingwer, Jasmin, Muskatellersalbei, Pfeffer schwarz, Rose, Rosengeranie, YlangYlang

Furunkel
Elemi, Galbanum, Karottensamen, Muskatellersalbei, Niauli, Petit Grain, Rosengeranie, Thymian, Zitrone

Fußpilz
Benzoe, Eukalyptus globulus, Eukalyptus radiata, Ho- Blätter, Kamille marokanisch, Linaloeholz, Lorbeer, Rosengeranie, Rosenholz, Spearmint, Speiklavendel, Teebaum, Thymian, Zimtt, Zitronenmyrte

G

Galle anregend
Dill, Immortelle, Pfefferminze, Rosmarin verbenon, Salbei, Wacholder, Zitrone

Geburt
Jasmin, Karottensamen, Muskatellersalbei, Nelke, Neroli, Rose, Rosenholz

Gefäßerweiternd
Lemongrass, Majoran,

Gelenksentzündung
Eukalyptus citriodora, Fichtennadel, Galbanum, Immortelle, Johanniskraut, Kampfer, Kiefernnadel, Latschenkiefer, Lavendel, Lavendelsalbei, Lorbeer, Majoran, Pfeffer, Rosmarin, Speiklavendel, Thymian, Tulsi, Weihrauch, Weißtanne, Wiesenkönigin, Zirbelkiefer

Gelenksschmerzen
Bay, Citronella, Eukalyptus citriodora, Galbanum, Ingwer, Johanniskraut, Kiefernnadel, Lavendelsalbei, Lorbeer, Majoran, Myrte, Speiklavendel, Nelke, Pfeffer schwarz, Pfefferminze, Thymian, Wacholder, Weihrauch, Weißtanne, Zimtrinde, Zirbelkiefer

Genitalpilz
Bergamotte, Benzoe, Cistrose, Eukalyptus radiata, Kamille marokkanisch, Lavendel,. Linaloeholz, Lemongrass, Manuka, Patchouli, Rosengeranie, Rosenholz, Teebaum, Thymian, Zitronenmyrte

Geschwür
Elemi, Galbanum, Kamille blau, Karottensamen, Lavandin, Lavendel, Linaloeholz, Manuka, Muskatellersalbei, Myrrhe, Niauli, Schafgarbe, Styrax, Teebaum, Tolu, Weihrauch

Gewebefestigend
Blutorange, Cistrose, Grapefruit, Immortelle, Limette, Vetiver, Zitrone, Zypresse,

Gicht
Angelikawurzel, Cajeput, Douglasfichte, Fichtennadel, Karottensamen, Kiefernnadel, Koriander, Latschenkiefer, Lavendel, Majoran, Muskatnuss, Rosmarin, Schafgarbe, Thymian, Wacholder, Weihrauch, Wiesenkönigin, Zitrone

Gliederschmerzen
Benzoe, Cajeput, Cardamom, Douglasfichte, Ho- Blätter, Kampfer, Lavendelsalbei, Lorbeer, Myrte, Nanaminze, Pfeffer schwarz, Ravintsara, Riesentanne, Schafgarbe, Spearmint, Speiklavendel, Teebaum, Thymian, Weihrauch, Weißtanne, Ysop, Zeder, Zirbelkiefer, Zitrone

Grippe
Benzoe, Cajeput, Cardamom, Douglasfichte, Eukalyptus globulus, Eukalyptus radiata, Eukalyptus citriodora, Ho- Blätter, Kampfer, Kiefernnadel, Lavendelsalbei, Lemongrass, Lorbeer, Myrte, Niauli, Ravintsara, Riesentanne, Rosmarin, Salbei, Schafgarbe, Spearmint, Speiklavendel, Teebaum, Thymian, Tolu, Weihrauch, Weißtanne, Wiesenkönigin, Ysop, Zeder, Zimt, Zirbelkiefer, Zitrone

Gürtelrose
Bergamotteminze, Cajeput, Eukalyptus citriodora, Lavendel, Lemongrass, Manuka, Melisse, Myrrhe, Ravintsara, Rose, Rosengeranie, Salbei, Spearmint, Zitronenbasilikum

H

Haarausfall
Bay, Rosmarin

Hämorrhoiden
Kamille blau, Lavendel, Muskatellersalbei, Myrte, Narde, Niauli, Oud, Patchouli, Rosengeranie, Sandelholz, Schafgarbe, Wacholder, Zypresse

Hämatom
Immortelle

Halsschmerzen
Benzoe, Bergamotte, Cajeput, Dill, Douglasfichte, Myrrhe, Salbei, Styrax, Tolu, Ysop

Harmonisierend

Basilikum, Benzoe, Bergamotte, Bergamotteminze, Bitterorange, Blutorange, Champaca, Cistrose, Eichenmoos, Frangipani, Ho- Blätter, Honigwabe, Iris, Jasmin, Johanniskraut, Kakao, Kamille blau, Kamille römisch,, Kamille marokkanisch, Karottensamen, Koriander, Lavandin, Lavendel, Lavendelsalbei, Linaloeholz, Magnolienblätter, Mandarine, Manuka, Melisse, Mimose, Moschuskörner, Myrrhe, Myrte, Narde, Neroli, Orange, Osmanthus, Oud, Palmarosa, Patchouli, Petit Grain, Rose, Rose Absolue, Rosengeranie, Rosenholz, Sandelholz, Schafgarbe, Styrax, Tolu, Vanille, Vetiver, Weihrauch, YlangYlang, Zeder, Zitronenbasilikum

Harntreibend => entschlackend

Harnwegsinfektionen

Eukalyptus globulus, Myrte, Palmarosa, Teebaum, Wacholder

Hautpflegend

Benzoe Siam, Bergamotteminze, Elemi, Frangipani, Ho- Blätter, Honigwabe, Immortelle, Ingwer, Kamille blau, Kamille römisch, Lavandin, Lavendel, Linaloeholz, Magnolienblätter, Manuka, Mimose, Myrrhe, Neroli, Niauli, Palmarosa, Patchouli, Petit Grain, Rosengeranie, Rosenholz, Sandelholz, Schafgarbe, Styrax, Tolu, Vetiver, YlangYlang, Zeder

Hautpilz => Pilzkrankheiten

Hautunreinheiten

Cistrose, Elemi, Galbanum, Ho- Blätter, Honigwabe, Iris, Karottensamen, Linaloeholz, Lorbeer, Magnolienblätter, Manuka, Myrrhe, Narde, Osmanthus, Palmarosa, Patchouli, Rosengeranie, Sandelholz, Styrax, Teebaum, Tolu, Vetiver, Weihrauch, YlangYlang, Zeder, Zitrone

Heiserkeit

Benzoe, Bergamotte, Cajeput, Cardamom, Eukalyptus globulus, Eukalyptus radiata, Galbanum, Kampfer, Lorbeer, Myrte, Ravintsara, Riesentanne, Salbei, Speiklavendel, Styrax, Teebaum, Thymian, Tolu, Weihrauch, Weißtanne, Ysop, Zeder, Zirbelkiefer

Herpes

Eukalyptus citriodora, Lavendel, Litsea, Melisse, Ravintsara, Rose, Rosengeranie, Salbei, Teebaum, Zitronenmyrte

Herz - Kreislauf stärkend

Angelikawurzel, Eisenkraut, Melisse, Narde, Neroli, Palmarosa, Rose, Rosengeranie, Rosenholz, Rosmarin, Speiklavendel, Thymian, Wiesenkönigin

Heuschnupfen

Kiefernnadel, Latschenkiefer, Manuka, Zeder, Zypresse

Hexenschuss
Bay, Cajeput, Eukalyptus citriodora, Fichtennadel, Lorbeer, Nelke, Pfeffer, Pfefferminze, Rosmarin, Speiklavendel, Wiesenkönigin, Zimtrinde

Hitzewallungen
Muskatellersalbei, Pfefferminze, Rosengeranie, Salbei, Zitrone

Hormonregulierend
Fenchel, Karottensamen, Muskatellersalbei, Myrrhe, Narde, Rose, Rose Absolue, Rosengeranie, Sandelholz, Vetiver, YlangYlang

Husten
Anis, Benzoe Siam, Cajeput, Eukalyptus globulus, Eukalyptus radiata, Fenchel, Fichtennadel, Grapefruit, Ho- Blätter, Immortelle, Ingwer, Iris, Kiefernnadel, Latschenkiefer, Lavendel, Lavendelsalbei, Lorbeer, Majoran, Manuka, Myrrhe, Myrte, Nanaminze, Niauli, Petit Grain, Ravintsara, Riesentanne, Rosmarin cineol, Salbei, Schafgarbe, Spearmint, Speiklavendel, Styrax, Teebaum, Thymian, Tolu, Weihrauch, Weißtanne, Ysop, Zeder, Zirbelkiefer, Zitrone, Zypresse

Immunsystemstärkend
Ackerminze, Basilikum, Bay, Bergamotte, Bergamotteminze, Bitterorange, Cistrose, Douglasfichte, Eisenkraut, Elemi, Fichtennadel, Grapefruit, Ho- Blätter, Ingwer, Latschenkiefer, Lavandin, Lavendel, Lemongrass, Limette, Linaloeholz, Litsea, Lorbeer, Magnolienblätter, Mandarine, Manuka, Melisse, Myrte, Niauli, Orange, Oregano, Palmarosa, Patchouli, Pfefferminze, Ravintsara, Riesentanne, Rose, Rosengeranie, Rosenholz, Sandelholz, Speiklavendel, Teebaum, Thymian, Tulsi, Vetiver, Weihrauch, Weißtanne, Ylang Ylang, Zitrone, Zitronenmyrte

Impotenz
Champaca, Eichenmoos, Ingwer, Muskatellersalbei, Rose, Rosengeranie, Sandelholz, YlangYlang,

Insektenstiche
Lavendel, Niauli, Pfefferminze

Insekten vertreibend
Bergamotteminze, Citronella, Lemongrass, Manuka, Nelke, Niauli, Oregano, Palmarosa, Patchouli, Pfefferminze, Rosengeranie, Speiklavendel, Teebaum, Vetiver, Zeder, Zimtrinde, Zirbelkiefer, Zitronenmyrte

Inspirierend
Frangipani, Grapefruit, Muskatellersalbei, Osmanthus, Ylang – Ylang, Zitrone

Ischiasbeschwerden
Angelikawurzel, Cajeput, Johanniskraut, Pfeffer schwarz, Pfefferminze

J

Jetlag
Ackerminze, Bay, Cardamom, Elemi, Eukalyptus globulus, Eukalyptus radiata, Kampfer, Kiefernnadel, Latschenkiefer, Myrte, Nanaminze, Nelke, Oregano, Pfeffer, Pfefferminze, Ravintsara, Riesentanne, Rosmarin, Spearmint, Speiklavendel, Thymian, Tulsi, Wacholder, Weißtanne, Wiesenkönigin, Ysop, Zimt, Zirbelkiefer, Zitrone, Zypresse

Juckreizstillend
Ackerminze, Bergamotteminze, Cistrose, Kamille blau, Lavandin, Lavendel, Manuka, Narde, Neroli, Niauli, Patchouli, Pfefferminze, Rosenholz, Speiklavendel, Teebaum, Vetiver, YlangYlang, Zeder, Zypresse

K

Keuchhusten
Benzoe Siam, Grapefruit, Immortelle, Kiefernadel, Lavendel, Majoran, Myrte, Niauli, Rosmarin, Zeder, Zypresse

Klärend (geistig)
Fichtennadel, Pfefferminze, Riesentanne, Weißtanne, Ysop

Konzentrationsschwäche
Ackerminze, Bay, Bergamotte, Cajeput, Kardamom, Citronella, Douglasfichte, Eisenkraut, Elemi, Eukalyptus globulus, Eukalyptus citriodora, Eukalyptus radiata, Grapefruit, Kampfer, Kiefernnadel, Koriander, Latschenkiefer, Lavandin, Lemongrass, Limette, Myrte, Nanaminze, Niauli, Oregano, Pfeffer, Pfefferminze, Ravintsara, Riesentanne, Rosmarin, Salbei, Spearmint, Speiklavendel, Styrax, Thymian, Wacholder, Weißtanne, Wiesenkönigin, Ysop, Zirbelkiefer, Zitrone, Zypresse

Kopfschmerzen
Ackerminze, Angelikawurzel, Basilikum, Bergamotteminze, Cajeput, Citronella, Grapefruit, Johanniskraut, Kamille römisch, Lavendel, Lavendelsalbei, Lemongrass, Majoran, Mandarine rot, Melisse, Neroli, Pfefferminze, Rose, Spearmint, Wiesenkönigin

Kräftigend
Fichtennadel, Galbanum, Latschenkiefer, Riesentanne, Rosmarin, Thymian, Wacholder, Zeder

Krätze => Parasiten

Krampfadern
Blutorange, Cajeput, Grapefruit, Immortelle, Kamille blau, Karottensamen, Lavendel, Lemongrass, Litsea, Myrte, Muskatellersalbei, Narde, Niauli, Oud, Patchouli, Rosmarin,

Rosengeranie, Sandelholz, Schafgarbe, Vetiver, Wacholder, Zitrone, Zitronenmyrte, Zypresse

Krampflösend
Angelikawurzel, Anissamen, Basilikum, Bergamotte, Bergamotteminze, Kardamom, Champaca, Cistrose, Citronella, Dill, Douglasfichte, Fenchel, Fichtennadel, Galbanum, Grapefruit, Immortelle, Jasmin, Kamille blau, Kamille römisch, Kiefernnadel, Koriander, Kreuzkümmel, Latschenkiefer, Lavandin, Lavendel, Limette, Linaloeholz, Litsea, Lorbeer, Magnolienblätter, Majoran, Mandarine, Melisse, Moschuskörner, Muskatellersalbei, Myrte, Neroli, Orange, Oud, Patchouli, Petit Grain, Pfeffer, Riesentanne, Rose, Rose Absolue, Rosengeranie, Sandelholz, Schafgarbe, Spearmint, Speiklavendel, Styrax, Tolu, Tonka, Tulsi, Vanille, Vetiver, Wacholder, Weihrauch, YlangYlang, Zimt, Zitronenbasilikum, Zypresse

Kreuzschmerzen
Bay, Cajeput, Eukalyptus citriodora, Fichtennadel, Johanniskraut, Kampfer, Lavendel, Lorbeer, Mandarine rot, Pfeffer schwarz, Pfefferminze, Nelke, Speiklavendel, Tulsi, Zimt

Kühlend
Ackerminze, Cajeput, Pfefferminze, Zitrone

L

Lampenfieber
Basilikum, Kamille römisch, Lavendel, Neroli, Melisse, Zeder,

Läuse => Parasiten

Leberstärkend
Mimose, Pfeffer, Rosmarin verbenon, Salbei, Wacholder, Zitronenbasilikum

Lymphflussanregend
Blutorange, Cistrose, Citronella, Immortelle, Karottensamen, Kiefernnadel, Lemongrass, Lorbeer, Mandarine, Myrte, Orange, Oud, Palmarosa, Rose, Rosengeranie, Sandelholz, Tonka, Wacholder, Zeder, Zitrone, Zypresse,

M

Magen- Darmbeschwerden
Ackerminze, Angelikawurzel, Anissamen, Bergamotteminze, Kardamom, Dill, Fenchel, Galbanum, Ingwer, Kamille blau, Kamille römisch, Karottensamen, Koriander, Kreuzkümmel, Lemongrass, Litsea, Nelke, Petit Grain, Pfeffer, Pfefferminze, Schafgarbe, Thymian, Zimt, Zitrone, Zitronenbasilikum, Zitronenmyrte

Magenschleimhautentzündung
Basilikum, Kamille blau, Niauli, Weihrauch

Magenstärkend
Dill, Fenchel, Koriander, Petit Grain, Rosmarin, Salbei, Spearmint, Speiklavendel

Mandelentzündung => Angina

Menstruationsbeschwerden
Angelikawurzel, Anissamen, Bergamotte, Bergamotteminze, Champaca, Cistrose, Dill, Fenchel, Jasmin, Johanniskraut, Karottensamen, Kreuzkümmel, Lavendel, Majoran, Muskatellersalbei, Myrrhe, Narde, Neroli, Petit Grain, Rose, Rose Absolue, Rosengeranie, Salbei, Sandelholz, Schafgarbe, Speiklavendel, Tonka, Vanille, Vetiver, Ylang Ylang, Zeder, Zimt, Zitronenbasilikum, Zypresse

Migräne
Ackerminze, Angelikawurzel, Basilikum, Grapefruit, Johanniskraut, Kamille römisch, Lavendelsalbei, Majoran, Neroli, Pfefferminze, Rosmarin, Spearmint

Milben => Parasiten

Milchflussfördernd
Anissamen, Champaca, Dill, Fenchel, Karottensamen, Koriander, Kreuzkümmel

Milchschorf
Rose, Sandelholz

Mittelohrentzündung
Cajeput, Lavendel, Lorbeer, Majoran, Ravintsara, Rosenholz

Motten => Parasiten

Müdigkeit
Ackerminze, Cajeput, Kardamom, Citronella, Elemi, Eukalyptus globulus, Eukalyptus radiata, Kampfer, Kiefernnadel, Latschenkiefer, Myrte, Nanaminze, Nelke, Niauli, Oregano, Pfeffer, Pfefferminze, Ravintsara, Riesentanne, Rosmarin, Salbei, Spearmint, Speiklavendel, Thymian, Tulsi, Wacholder, Weißtanne, Wiesenkönigin, Ysop, Zimt, Zirbelkiefer, Zitrone, Zypresse

Mundgeruch
Anis, Bergamotte, Kardamom, Myrrhe, Nelke, Pfefferminze, Spearmint, Zitrone

Mutlosigkeit
Angelikawurzel, Citronella, Elemi, Eukalyptus globulus, Eukalyptus radiata, Iris, Kampfer, Kiefernnadel, Latschenkiefer, Lorbeer, Myrte, Nanaminze, Pfeffer, Ravintsara, Riesentanne, Rosmarin, Spearmint, Speiklavendel, Thymian, Vanille, Wacholder, Weißtanne, Wiesenkönigin, Ysop, Zimt, Zirbelkiefer, Zitrone, Zypresse

Muskelkater
Cajeput, Ingwer, Johanniskraut, Kampfer, Kiefernnadel, Lavandin, Lavendel, Majoran, Mandarine, Moschuskörner, Nelkenknospe, Pfeffer, Pfefferminze, Riesentanne, Rosmarin, Speiklavendel, Thymian, Tonka, Wacholder, Wiesenkönigin, Zimtrinde, Zirbelkiefer

Muskelschmerzen
Bay, Cajeput, Kardamom, Fichtennadel, Ingwer, Johanniskraut, Kampfer, Kiefernnadel, Kreuzkümmel, Latschenkiefer, Lavendelsalbei, Mandarine, Moschuskörner, Muskat, Pfeffer, Pfefferminze, Riesentanne, Rosmarin, Speiklavendel, Thymian, Tonka, Tulsi, Wacholder, Wiesenkönigin, Zimtrinde, Zirbelkiefer

N

Nagelbettentzündung
Galbanum, Lavendel, Niauli

Nagelpilz => Pilzerkrankungen

Narben
Benzoe, Bergamotteminze, Cistrose, Elemi, Ho- Blätter, Immortelle, Iris, Kamille blau, Karottensamen, Lavendel, Linaloeholz, Manuka, Myrrhe, Nanaminze, Narde, Neroli, Osmanthus, Patchouli, Petit Grain, Rose, Rosengeranie, Rosenholz, Salbei, Schafgarbe, Spearmint, Speiklavendel, Styrax, Tolu, Vetiver, Weihrauch, Zeder

Nervenentzündungen
Cajeput, Johanniskraut, Lavendel, Majoran, Pfefferminze, Rose, Schafgarbe

Nervosität
Benzoe, Bergamotteminze, Bitterorange, Blutorange, Cajeput, Eichenmoos, Eisenkraut, Fenchel, Fichtennadel, Galbanum, Ho- Blätter, Honigwabe, Iris, Jasmin, Johanniskraut, Kakao, Kamille blau, Kamille römisch, Kamille marokkanisch, Karottensamen, Koriander, Kreuzkümmel, Lavendel, Lavendelsalbei, Lemongrass, Limette, Linaloeholz, Litsea, Lorbeer, Magnolienblätter, Majoran, Mandarine, Manuka, Melisse, Mimose, Moschuskörner, Muskatellersalbei, Myrrhe, Narde, Neroli, Niauli, Orange, Osmanthus, Oud, Palmarosa, Patchouli, Petit Grain, Rosenholz, Sandelholz, Styrax, Tolu, Vetiver, Weihrauch, YlangYlang, Zeder, Zitronenbasilikum, Zitronenmyrte

Neurodermitis
Cistrose, Immortelle, Kamille blau, Lavendel, Manuka, Mimose, Narde, Neroli, Patchouli, Rose, Rosengeranie, Rosenholz, Sandelholz, Zeder

Nierenprobleme
Karottensamen, Schafgarbe, Teebaum, Wacholder, Wiesenkönigin, Zitrone

O

Ödeme
Cistrose, Fenchel, Karottensamen, Patchouli, Rosengeranie, Sandelholz, Wacholder, Zitrone

Offene Beine
Benzoe Siam, Lavendel, Myrrhe, Patchouli, Schafgarbe, Styrax, Rose, Rosengeranie, Zeder

Ohnmacht
Rosmarin

Ohrenschmerzen/-entzündungen
Benzoe, Cajeput, Dill, Douglasfichte, Eukalyptus globulus, Eukalyptus radiata, Ho-Blätter, Kampfer, Lavendel, Lorbeer, Majoran, Myrte, Palmarosa, Ravintsara, Riesentanne, Rosenholz, Rosmarin, Schafgarbe, Speiklavendel, Teebaum, Thymian, Weihrauch, Weißtanne, Zeder, Zirbelkiefer

Östrogenähnlich
Anissamen, Fenchel, Muskatellersalbei, Salbei

P

Parasiten
Bergamotteminze, Citronella, Cistrose, Lavandin, Nelke, Niauli, Oregano, Palmarosa, Patchouli, Pfefferminze, Ravintsara, Rosengeranie, Speiklavendel, Styrax, Teebaum, Thymian, Vetiver, Zeder, Zimtrinde

Parodontose
Bergamotte, Johanniskraut, Niauli, Myrrhe, Spearmint, Thymian linalool, Zitrone

Pilzerkrankungen
Bay, Bergamotteminze, Eukalyptus globulus, Eukalyptus citriodora, Eukalyptus radiata, Ho- Blätter, Immortelle, Koriander, Lavandin, Lavendel, Lemongrass, Linaloeholz, Lorbeer, Manuka, Muskatellersalbei, Nelke, Neroli, Niauli, Oregano, Palmarosa, Patchouli, Petit Grain, Ravintsara, Rosengeranie, Rosenholz, Salbei, Spearmint, Teebaum, Thymian, Zimt, Zitronenmyrte

Prämenstruelles Syndrom
Anis, Fenchel, Lavendel, Majoran, Mandarine rot, Muskatellersalbei, Neroli, Petit grain, Rose, Rosengeranie, Schafgarbe, Zeder,

Prellungen
Cistrose, Immortelle, Johanniskraut, Lavendel, Nelkenknospe

Prüfungsangst
Grapefruit, Linaloeholz, Lorbeer, Neroli, Petit Grain, Rose, Thymian, Zypresse

Psychisch stärkend
Bergamotte, Bitterorange, Dill, Fenchel, Frangipani, Galbanum, Grapefruit, Ho- Blätter, Honigwabe, Ingwer, Iris, Kamille blau, Kamille marokkanisch, Karottensamen, Koriander, Lavendelsalbei, Linaloeholz, Lorbeer, Magnolienblätter, Majoran, Manuka, Melisse, Myrrhe, Narde, Orange, Oud, Petit Grain, Schafgarbe, Styrax, Teebaum, Tolu, Tonka, Vanille, Vetiver, Weihrauch, YlangYlang, Zeder, Zitronenbasilikum

R

Rachenentzündung
Bergamotte, Cajeput, Lavendel, Salbei, Thymian, Zitrone

Raumluft desinfizierend
Bitterorange, Blutorange, Douglasfichte, Kiefernnadel, Latschenkiefer, Limette, Mandarine, Niauli, Orange, Riesentanne, Wacholder, Weißtanne, Zirbelkiefer, Zitrone, Zypresse

Regenerierend (Haut)
Benzoe, Bergamotteminze, Cistrose, Elemi, Galbanum, Ho- Blätter, Honigwabe, Immortelle, Iris, Kamille blau, Kamille römisch, Karottensamen, Manuka, Myrrhe, Narde, Neroli, Niauli, Osmanthus, Palmarosa, Patchouli, Petit Grain, Rose, Rosengeranie, Rosenholz, Sandelholz, Schafgarbe, Speiklavendel, Styrax, Teebaum, Tonka, Vetiver, Weihrauch, Ylang Ylang, Zeder

Reizhusten
Anissamen, Benzoe Siam, Kiefernnadel, Lavendelsalbei, Lorbeer, Myrrhe, Nanaminze, Oregano, Ravintsara, Riesentanne, Schafgarbe, Spearmint, Speiklavendel, Styrax, Teebaum, Thymian, Tolu, Weihrauch, Weißtanne, Ysop, Zeder, Zirbelkiefer, Zitrone

Rheuma
Angelikawurzel, Bay, Cajeput, Eukalyptus citriodora, Fichtennadel, Ingwer, Johanniskraut, Kampfer, Kiefernnadel, Latschenkiefer, Lavendelsalbei, Litsea, Lorbeer, Majoran, Melisse, Myrte, Nelke, Pfeffer, Rosmarin, Schafgarbe, Speiklavendel, Thymian, Wacholder, Weißtanne, Wiesenkönigin, Ysop, Zimtrinde, Zirbelkiefer, Zypresse

S

Säuglingspflege
Benzoe Siam, Kamille blau, Lavendel, Neroli, Rose, Rosenholz, Zeder

Schilddrüsenüberfunktion
Salbei

Schlafstörungen
Angelikawurzel, Anissamen, Basilikum, Benzoe, Bergamotte, Bergamotteminze, Bitterorange, Blutorange, Cistrose, Fenchel, Ho- Blätter, Honigwabe, Iris, Johanniskraut, Kakao, Kamille blau, Kamille röm., Karottensamen, Koriander, Kreuzkümmel, Lavendel, Lavendelsalbei, Linaloeholz, Magnolienblätter, Majoran, Mandarine, Melisse, Mimose, Narde, Neroli, Orange, Osmanthus, Patchouli, Petit Grain, Rose, Rosenholz, Sandelholz, Schafgarbe, Styrax, Teebaum, Tolu, Tonka, Vanille, Vetiver, Weihrauch, Zitronenbasilikum

Schlaganfall
Salbei

Schleimlösend
Angelikawurzel, Benzoe, Cajeput, Kardamom, Dill, Douglasfichte, Eichenmoos, Eukalyptus globulus, Eukalyptus radiata, Fenchel, Fichtennadel, Galbanum, Immortelle, Iris, Kampfer, Lavendelsalbei, Lorbeer, Majoran, Myrte, Nanaminze, Niauli, Oregano, Ravintsara, Riesentanne, Rosmarin, Spearmint, Speiklavendel, Teebaum, Thymian, Weihrauch, Weißtanne, Wiesenkönigin, Ysop, Zeder, Zirbelkiefer, Zypresse

Schluckauf
Dill, Koriander, Kümmel, Majoran

Schmerzlindernd
Ackerminze, Basilikum, Bay, Bergamotteminze, Eisenkraut, Eukalyptus globulus, Eukalyptus citriodora, Ingwer, Johanniskraut, Kamille blau, Kamille römisch, Kampfer, Kiefernnadel, Latschenkiefer, Lavandin, Lavendel, Linaloeholz, Lorbeer, Majoran, Manuka, Melisse, Myrte, Narde, Nelke, Niauli, Palmarosa, Petit Grain, Pfeffer, Pfefferminze, Riesentanne, Rose, Rose Absolue, Speiklavendel, Teebaum, Thymian, Tonka, Wacholder, Weihrauch, Weißtanne, Zeder, Zimt, Zirbelkiefer, Zypresse

Schock => Trauma

Schnupfen
Angelikawurzel, Benzoe, Cajeput, Dill, Douglasfichte, Eukalyptus globulus, Eukalyptus radiata, Eukalyptus citriodora, Fenchel, Galbanum, Ho- Blätter, Kampfer, Kiefernnadel, Latschenkiefer, Lavendelsalbei, Lemongrass, Lorbeer, Majoran, Manuka, Myrte, Niauli, Oregano, Ravintsara, Riesentanne, Rosmarin, Salbei, Speiklavendel, Styrax, Teebaum, Thymian, Tolu, Weißtanne, Wiesenkönigin, Zeder, Zirbelkiefer, Zitrone

Schuppen
Bay, Benzoe Siam, Bergamotteminze, Lavendel, Rosengeranie, Petit Grain, Zeder

Schuppenflechte
Benzoe, Cistrose, Karottensamen, Lavendel, Manuka, Narde, Niauli, Rosengeranie, Sandelholz, Zeder

Schwächezustände
Cardamom, Elemi, Eukalyptus globulus, Eukalyptus radiata, Kamille blau, Kampfer, Kiefernnadel, Latschenkiefer, Lavandin, Myrte, Nanaminze, Nelke, Oregano, Pfeffer, Pfefferminze, Ravintsara, Riesentanne, Rosmarin, Spearmint, Speiklavendel, Thymian, Tulsi, Wacholder, Weißtanne, Wiesenkönigin, Ysop, Zirbelkiefer, Zitrone, Zypresse

Schwangerschaftsstreifen
Karottensamen, Lavendel, Neroli, Rose, Rosenholz, Zeder, Weihrauch

Schwangerschaftsübelkeit
Grapefruit, Ingwer, Kamille römisch, Neroli, Pfefferminze, Zitrone
Schweißhemmend
Salbei, Zypresse

Schwindel
Kreuzkümmel

Sexuell anregend => erotisierend

Sexuell hemmend
Majoran

Sehnenscheidenentzündung
Eukalyptus citriodora, Lavendel, Latschenkiefer, Pfeffer schwarz, Rose, Schafgarbe,

Sodbrennen
Cardamom, Zitrone

Sonnenbrand
Kamille blau, Karottensamen, Lavendel, Niauli

Soor
Bergamotte, Lavendel, Linaloeholz, Lorbeer, Manuka, Palmarosa

Stärkend (seelisch)
Bergamotteminze, Ingwer, Nelke, Niauli, Ravintsara, Rosengeranie, Rosenholz, Sandelholz, Spearmint, Wacholder, Zeder, Zirblkiefer

Sterbebegleitung
Benzoe Siam, Iris, Lavendel, Melisse, Myrrhe, Narde, Neroli, Orange, Rose, Rose Absolue, Weihrauch, Zeder

Stimmungsaufhellend

Anissamen, Benzoe Siam, Bergamotteminze, Bitterorange, Blutorange, Cistrose, Douglasfichte, Fenchel, Frangipani, Grapefruit, Ho- Blätter, Ingwer, Iris, Jasmin, Kamille marokkanisch, Koriander, Lavendel, Lavendelsalbei, Limette, Linaloeholz, Lorbeer, Magnolienblätter, Mandarine, Mimose, Osmanthus, Palmarosa, Patchouli, Petit Grain, Rose Absolue, Rosengeranie, Rosenholz, Sandelholz, Schafgarbe, Styrax, Tolu, Tonka, Vanille, Zeder, Zitronenbasilikum, Zitronemyrte

Stimmungsschwankungen

Anissamen, Benzoe, Bergamotte, Bergamottminze, Eichenmoos, Grapefruit, Ingwer, Kreuzkümmel, Lavendel, Rosengeranie, Sandelholz, Zeder

Stirn-und Nebenhöhlenentzündung

Angelikawurzel, Benzoe, Cajeput, Eukalyptus globulus, Kardamom, Galbanum, Ho-Blätter, Kampfer, Kiefernnadel, Lavendelsalbei, Lorbeer, Majoran, Myrte, Nanaminze, Palmarosa, Ravintsara, Riesentanne, Rosenholz, Rosmarin, Salbei, Schafgarbe, Speiklavendel, Teebaum, Thymian, Weihrauch, Wiesenkönigin, Ysop, Zeder, Zirbelkiefer, Zitrone

Stoffwechselanregend

Grapefruit, Ingwer, Kardamom, Limette, Mandarine, Rosmarin, Thymian, Wacholder, Wiesenkönigin, Zimt, Zitrone,

Stress

Angelikawurzel, Basilikum, Benzoe, Bergamotte, Bergamotteminze, Bitterorange, Blutorange, Eichenmoos, Fenchel, Fichtennadel, Frangipani, Galbanum, Ho- Blätter, Honigwabe, Ingwer, Iris, Jasmin, Johanniskraut, Kakao, Kamille blau, Kamille römisch, Kamille marokkanisch, Karottensamen, Koriander, Kreuzkümmel, Latschenkiefer, Lavendel,
Lemongrass, Linaloeholz, Litsea, Lorbeer, Magnolienblätter, Majoran, Mandarine, Manuka, Melisse, Mimose, Muskatellersalbei, Myrrhe, Narde, Neroli, Orange, Osmanthus, Oud, Palmarosa, Patchouli, Petit Grain, Rose Absolue, Rosengeranie, Rosenholz, Sandelholz, Schafgarbe, Styrax, Teebaum, Tolu, Tonka, Vanille, Vetiver, Weihrauch, YlangYlang, Zeder, Zitronenbasilikum, Zitronenmyrte

T

Tennisarm

Cajeput,,Johanniskraut, Pfefferminze

Trauer

Benzoe Siam, Bergamotte, Bergamottminze, Grapefruit, Iris, Mandarine, Neroli, Palmarosa, Petit Grain, Rose, Rose Absolue, Rosengeranie, Tonka, Vanille, Weihrauch, Zeder, Zypresse,

Trauma - seelisch

Bergamotteminze, Cistrose, Iris, Johanniskraut, Kakao, Kamille röm., Lavendel, Melisse, Neroli, Osmanthus

Trockene Haut
Benzoe, Karottensamen, Lavendel, Neroli, Rosengeranie, Kamille blau

U

Übelkeit
Ackerminze, Angelikawurzel, Dill, Grapefruit, Ingwer, Kamille blau, Karottensamen, Limette, Mandarine, Pfeffer, Pfefferminze, Rosmarin, Schafgarbe, Spearmint, Thymian, Wiesenkönigin, Zitrone, Zitronenbasilikum

Unruhe
Anissamen, Benzoe, Bergamotte, Bitterorange, Blutorange, Dill, Eisenkraut, Fenchel, Fichtennadel, Frangipani, Galbanum, Ho- Blätter, Honigwabe, Iris, Jasmin, Johanniskraut, Kakao, Kamille blau, Kamille römisch, Kamille marokkanisch, Kardamom, Karottensamen, Koriander, Latschenkiefer, Lavendel, Linaloeholz, Litsea, Lorbeer, Magnolienblätter, Majoran, Mandarine, Manuka, Melisse, Mimose, Muskatellersalbei, Myrrhe, Narde, Neroli, Niauli, Orange, Osmanthus, Oud, Palmarosa, Patchouli, Petit Grain, Rose Absolue, Rosengeranie, Rosenholz, Sandelholz, Schafgarbe, Styrax, Teebaum, Tolu, Tonka, Vanille, Vetiver, Weihrauch, YlangYlang, Zeder, Zitronenbasilikum, Zitronenmyrte

V

Vaginalpilz => Genitalpilz

Venenprobleme
Blutorange, Cistrose, Grapefruit, Immortelle, Kamille blau, Karottensamen, Lavendel, Litsea, Myrte, Narde, Niauli, Oud, Patchouli, Rosengeranie, Sandelholz, Vetiver, Wacholder, Zitrone, Zitronenmyrte, Zypresse

Verbrennungen
Bergamotteminze, Immortelle, Kamille blau, Karottensamen, Lavendel, Pfefferminze

Verdauungsanregend
Angelikawurzel, Basilikum, Bay, Bitterorange, Blutorange, Dill, Fenchel, Galbanum, Ingwer, Kamille blau, Kamille römisch, Kardamom, Karottensamen, Koriander, Kreuzkümmel, Lemongrass, Limette, Litsea, Majoran, Mandarine, Melisse, Nanaminze, Nelke, Orange, Schafgarbe, Spearmint, Thymian, Wacholder, Zimt, Zitronenmyrte

Verdauungsstörungen
Ackerminze, Anissamen, Bergamotte, Bergamotteminze, Fenchel, Karottensamen, Koriander, Moschuskörner, Orange, Pfeffer, Pfefferminze, Rosmarin,l Schafgarbe, Spearmint, Thymian, Zimt

Verletzungen, stumpf
Benzoe, Bergamotteminze, Cistrose, Elemi, Galbanum, Ho- Blätter, Immortelle, Karottensamen, Lavendel, Linaloeholz, Narde, Pfeffer schwarz, Pfefferminze, Rose, Teebaum, Weihrauch, Zeder

Verspannungen
Cajeput, Eukalyptus citriodora, Fichtennadel, Johanniskraut, Kakao, Kampfer, Kiefernnadel, Kreuzkümmel, Lavendel, Lavendelsalbei, Linaloeholz, Lorbeer, Magnolienblätter, Majoran, Mandarine, Moschuskörner, Muskatellersalbei, Myrte, Neroli, Petit Grain, Riesentanne, Rose Absolue, Rosmarin, Speiklavendel, Thymian, Wacholder, Zimtrinde, Zirbelkiefer

Verstopfungen
Fenchel, Ingwer, Kreuzkümmel, Lemongrass, Pfeffer schwarz, Rosmarin, Zitronenmyrte, Zypresse

Virenhemmend
Bay, Bergamotte, Bergamotteminze, Cajeput, Kardamom, Cistrose, Eisenkraut, Eukalyptus globulus, Eukalyptus citriodora, Eukalyptus radiata, Kampfer, Lavendel, Lemongrass, Linaloeholz, Litsea, Lorbeer, Majoran, Melisse, Myrte, Nelke, Niauli, Oregano, Palmarosa, Ravintsara, Rosmarin, Salbei, Speiklavendel, Teebaum, Thymian, Tulsi, Ysop, Zimt, Zitrone, Zitronenbasilikum, Zitronenmyrte

Vitalisierend
Ackerminze, Douglasfichte, Eukalyptus globulus, Eukalyptus radiata, Kampfer, Latschenkiefer, Lavandin, Myrte, Nanaminze, Nelke, Pfeffer, Ravintsara, Riesentanne, Rosmarin, Spearmint, Speiklavendel, Tulsi, Wacholder, Weißtanne, Wiesenkönigin, Ysop, Zimt, Zirbelkiefer, Zitrone, Zypresse

W

Wärmend
Honigwabe, Ingwer, Kakao, Kreuzkümmel, Nelke, Pfeffer, Speiklavendel, Thymian, Vanille, Zimt

Warzen
Teebaum, Thymian, Zitrone

Wechseljahrsbeschwerden
Anissamen, Bergamotteminze, Champaca, Fenchel, Jasmin, Johanniskraut, Karottensamen, Kreuzkümmel, Melisse, Muskatellersalbei, Myrrhe, Narde, Neroli, Palmarosa, Petit Grain, Rose, Rose Absolue, Rosengeranie, Salbei, Sandelholz, Tonka, Vetiver, YlangYlang, Zeder, Zypresse

Wehenhemmend
Majoran

Wehenfördernd
Anissamen, Fenchel, Muskatellersalbei, Nelke, Zimt

Windeldermatitis
Benzoe Siam, Bergamotte, Cistrose, Ho- Blätter, Kamille blau, Karottensamen, Lavendel, Linaloeholz, Myrrhe, Palmarosa, Rose, Rosengeranie, Rosenholz

Windpocken
Bergamotteminze, Eukalyptus citriodora, Lavendel, Melisse, Niauli, Ravintsara, Rose, Rosengeranie, Rosenholz, Zitrone

Wundheilend
Benzoe, Bergamotteminze, Cistrose, Elemi, Galbanum, Iris, Kamille blau, Kamille römisch, Karottensamen, Lavandin, Lavendel, Linaloeholz, Magnolienblätter, Manuka, Mimose, Myrrhe, Nanaminze, Narde, Neroli, Osmanthus, Patchouli, Petit Grain, Pfefferminze, Rose, Rosengeranie, Rosenholz, Salbei, Schafgarbe, Spearmint, Speiklavendel, Styrax, Teebaum, Tolu, Tonka, Vetiver, Weihrauch, YlangYlang, Ysop, Zeder

Z

Zahnfleischentzündung
Bergamotte, Lavendel, Myrrhe, Niauli, Sandelholz, Styrax, Teebaum

Zahnschmerzen
Bay, Ingwer, Nelke, Pfefferminze

Zellulite
Grapefruit, Lemongrass, Limette, Mandarine, Orange, Patchouli, Pfeffer schwarz, Tonka, Wacholder, Wiesenkönigin, Zitrone, Zimt

Bücherliste:
Bei Interesse fordern Sie bitte die aktuelle Bücherempfehlungsliste unter unserer email: buchverlag.wollner@gmx.net an. Für Fragen stehen wir natürlich auch gerne zur Verfügung.